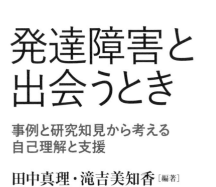

発達障害と
出会うとき

事例と研究知見から考える
自己理解と支援

田中真理・滝吉美知香［編著］

慶應義塾大学出版会

はじめに

　本書のタイトル『発達障害に出会うとき』の「出会う」には2つの意味を込めている。1つは、自分自身のなかにある「発達障害」特性との出会いである。自分にはなぜそういう特性があるのか、努力しても変わらないものなのか、としたら、これは自分の特性として受け入れていくものだという気持ちに切り替えていくことが必要なのか……等々、「発達障害」特性との出会いは、当事者に多くの戸惑いや葛藤をもたらす。これらの思いに伴走しつつ、「発達障害との出会い」から、障害特性と個人特性とを統合していくプロセスをいかに支えるのかが、支援者には求められる。

　もう1つは、人が「発達障害」の特性のある人と出会うときの出会いという意味である。どういう特性から発達障害の存在を感じ、どのように受け止めてサポートしていけばよいのかという観点である。その人の個人特性だと思い込み、叱責したり批判したりなどを通してその人に努力を求めて、「発達障害」特性を変えようとする発想で関わることが、当事者を苦しめ自尊心を傷つけることにつながっていく事例は非常に多く生じている。だからこそ、周囲の人が、「発達障害」に出会うとき、適切に関わるための知識に基づいたアプローチが求められるのである。

　以上、①自分が自分の「発達障害」特性と出会う、②人が他者の「発達障害」特性と出会う、という2つの出会いの側面を考えて、「発達障害と出会うとき」というタイトルとした。

　心理相談を受ける場は、「○○で困っています」や「○○についてどうしたらよいか」など、相談者が相談したいこと、つまり主訴といわれる内容が出発点である。したがって、わたしはこういうことで困っているという自覚を持った主訴をもとに相談の場に訪れることとなる。ところが、発達障害の当事者からの相談のなかでは、「わたし、パニックになるらしいんです」や「自分はなぜかテンネンと言われていて……どうやら場が読め

ないみたいで」など、自分の困りごとを「わたし」が困っているといった
言い方ではなく、どこか自分事として語られない訴え、つまり「三人称的
主訴」に出会うことが多い。また、発達障害の子どもを持つ親からの相談
のなかには、「周囲から浮いていることに子ども自身が気づいていないみ
たいで」、「もう少しひとにどう映っているか、子どもが自分にはどういう
特性があるのかを考えてくれるといいのに」という内容も少なくない。

　これらはいずれも「自己」に関わるテーマである。私が発達相談の場で
関わったある発達障害の小学 4 年生の子どもと初めて会ったとき、その子
どもは「僕は普通じゃないからここに行きなさいって先生に言われてきた
んだよ」とニコニコとした笑顔で伝えてきた。そして、それから 3 年半ほ
どの時間が経過したとき、「クラスのなかでぽつんと取り残された気持ち
になったんだ」と学校での様子を報告してきた。この経過のなかには、ま
ず、周囲とは異なり普通ではないことを他者から指摘されていたものの、
自身の腑に落ちているわけでもなく、かといって、自分のどこがなぜ普通
ではないと言われるのか自身を問うこともなくどこか他人ごとのように受
け止めていた段階がある。そして周囲のなかで自分がどのように映り、そ
れをどのような気持ちとして受け止めたのかという自分ごととして捉えて
いく過程が見えてくる。ここにもまた、「自己」の発達を追うことができ
る。

　このように臨床の場では、「自己」をテーマにした発達障害児・者に出
会うことは多い。そして、同時に、研究の場でも、発達障害児・者の「自
己」をテーマとした膨大な数の研究が存在する。それでは、臨床の場から
生じる実践知と研究から得られる知見とはどのようにリンクされているの
であろうか。実践と研究とのつながりが支援に活かされているとは言えな
い現状も少なくないのではないだろうか。1 つひとつの臨床実践は、研究
仮説が生成される場でもあり、研究に新たな発想をもたらす多くの仮説が
生まれる場でもある。そしてその仮説を丁寧に研究にのせ新たに示された
知見が実践のなかに活かされていく。このような循環こそが重要であると
いう背景から、本書は、臨床や教育の場での事例との出会いをふまえて、
「自己」に関する研究知見との接点を考察し、そこから支援を組み立てて

いくという流れで書き進められている。上述の研究知見は、科学研究費補助金による発達障害児・者の自己理解に関する研究から得られた研究成果が多く含められている（2007年度〜2010年度基盤研究（B）「自己意識の特性をふまえた軽度発達障害児への生涯発達的視点からの心理教育的支援」代表田中真理、2011年度〜2015年度基盤研究（B）「自己理解・他者理解を核として生涯発達における発達障害者の心理教育的支援環境の構築」代表田中真理等）。

　自己の発達過程において、本文中の各事例が示すように、発達障害児者では自己に関する支援ニーズがみられる。そこで、事例ごとに以下のような自己の部分に焦点を当てながら、各章を構成した。まず、人は他者との関わりのなかで、自分が人にどう映るのかという他者からみられる自分の意識が芽生え、そのとき他者と自分の視点が異なることの理解が深まっていくという側面からの考察である（第1・2章での心の理論、実行機能、語用論的理解）。次に、自身の行動を振り返り、その行動が自分や周囲のありようとどのように関連しているのかに考えを巡らし、さらに自分のことを知りたいという思いが膨らんでいく過程についてである（第3・4章での原因帰属、自己認識欲求、診断告知）。そして、この過程のなかで、自分の体験と他者の体験とを重ね合わせ、単に他者視点を理解するのみならず、そこに情緒的な思いも交錯させていく点からの自己理解にせまる（第5・6・7章の共感、自己認識的ユーモア、自己理解）。最後に、自分が作られどういう自分なのかを他者に向けて表現し、必要に応じて自身のニーズを他者にどのように伝えていくかという側面に焦点を当てる（第8・9・10章での障害アイデンティティ、パーソナルナラティブ、セルフアドボカシースキル）。

　このような構成でお届けする本書が、実践家、研究者、そして当事者をつなぐ視点を提供し、このことが自己をめぐりニーズのある状況へ貢献し、豊かな人生に貢献できることを願っている。

　　　　　　　　　　　　　　　　　　　　　　　田中真理

はじめに　iii

第1部　自分と比べる　　　　　　　　　　　　　　　　　　　　1

第1章　自分は人にどう映るか──「欺き」の発達 ……………………… 3

　　コラム①　MRIは"嘘発見器"になるのか？ ……………… 17

第2章　文脈によって変わる他者のことばの意味──語用論 …… 19

　　コラム②　コミュニケーションがうまく成立しないのは、
　　　　　　　誰の責任？ ……………………………………… 32

第2部　自分に気づく　　　　　　　　　　　　　　　　　　　　33

第3章　自分の成功・失敗の理由はどこにあるか
　　　　──原因帰属 ………………………………………… 35

　　コラム③　「成功は自分のおかげ、失敗は人のせい」は
　　　　　　　良くないこと？ ……………………………… 49

第4章　自分のことを知りたい──自己認識欲求と告知 ………… 51

　　コラム④　発達への疑問を持つのは誰なのか？ …………… 65

第3部　自分と重ね合わせる　　　　　　　　　　　　　67

第5章　自分を人と重ね合わせる——共感 ……………………… 69

　　　　コラム⑤　「こういうときには、こうしよう」が大事 ……… 80

第6章　自分を自分と重ね合わせる——自己認識的ユーモア ……… 81

　　　　コラム⑥　自閉スペクトラム症と笑われ恐怖 ……………… 94

第4部　自分をつくる　　　　　　　　　　　　　　　　95

第7章　人との関係のなかで自分を知る——自己理解 …………… 97

　　　　コラム⑦　「友達になる」ってどういうこと？……………… 110

第8章　障害のある自分らしさとは何か
　　　　——障害アイデンティティ……………………………… 111
　　　　コラム⑧　「ASDのある人（person with autism）」と
　　　　　　　　「ASD者（autitic person）」とは何が違う？……… 125

第5部　自分を伝える　　　　　　　　　　　　　　　127

第9章　自分について物語る——ナラティブ ……………………… 129

　　　　コラム⑨　自分が経験した出来事をよく語る人ほど、
　　　　　　　　幸せ?! ………………………………………… 142

第10章　自分のことを人に伝える——セルフアドボカシー ……… 143

コラム⑩　日本人にとってセルフアドボガシーは
　　　　　ハードルが高い？……………………………… 156

終章　自己を支える支援の実際……………………………………… 157

引用文献　181
おわりに　207
執筆者紹介　210
索引　211

第1部
自分と比べる

第 1 章
自分は人にどう映るか
——「欺き」の発達

　本章では、小学校入学を機に集団場面への適応の難しさが表面化し、自閉スペクトラム症（Autism Spectrum Disorder：以下 ASD）の診断に至った和希さんの小中学校の様子に焦点を当てて紹介する。和希さんは発達の幼児期から、他者への注意の希薄さがみられている。他者がどのような人なのか、何を考えているのか、また他者に自分がどのように映っているのかが分からず、対人的なトラブルを繰り返し、学校への適応が難しくなっていった。このような困難さについて、本章では、他者の気持ちを理解したり行動を予測することの難しさ、そして理解したことを使用して自分の行動を適切に調節していくことの難しさから説明を試みる。さらに、困難さの背景にある認知機能にも焦点を当て、支援のポイントについて述べていく。

●事例　和希さん

診断名：ASD
　和希さんは、乳幼児期の言語発達や運動発達に遅れはなく、言葉はむしろ同月齢の子どもと比べると早いほどであった。しかし、遊んでいる和希

3

さんの背後から母親が「和希！」と呼んでも振り返らなかったり、3歳児検診では絵本に書かれているものを指差しで答えることは全くせず、「りんごはどれ？」と聞かれても「りんご！」と単語を繰り返すのみだった。言語発達には遅れがなかったため、結果として保健師からは「もう少し様子をみましょう」と言われただけだった。

　幼稚園の年長になると、和希さんは人気アニメ「ポケモン」に興味を持ち、瞬く間にポケモンのキャラクターを全て覚えてしまった。アニメを見逃したり、臨時ニュース等で定刻に始まらなかったりすると、納得できずにひっくり返って泣き叫んだ。街に出かけたときに、母親が遠くに和希さんのお気に入りのポケモンが描かれた看板を見つけ、「和希さん、あれ見て！」と指差して教えたことがあったが、和希さんはその看板をうまく見つけることができなかった。家で遊ぶ際には、お気に入りのぬいぐるみを和希さんが隠し、母親がそれを見つける「宝探し」が好きで何度も行った。しかし、母親が目をつぶる前からぬいぐるみを隠し始めたり、母親が「どこにあるかなー？」と呟くと和希さんは「ソファーの下だよ」と教えてしまい、ぬいぐるみがどこにあるのかという情報を隠すのではなく、単に隠された物が見つけられて出てくることを楽しんでいるように見受けられた。

　小学校に入学してすぐに、担任の先生から一斉指示に従って行動することが難しいことを指摘され、病院受診につながった。認知機能検査により、全般的な知的水準は平均域だが、これは言語能力の高さによるもので、一度にたくさんのことを聞いて理解すること（ワーキングメモリ）や自分の行動に注意を向け、不必要な行動を抑制すること（反応抑制）の苦手さが指摘された。さらに、保護者からの聞き取りにより、他者の考えや気持ちに注意を向けること、社会的な場面でどのように振る舞うべきかといった理解に乏しいことが明らかとなり、ASDの診断を受けた。

　小学校では通常学級に在籍し、学校で遊ぶ友達が何人かできた。あるとき、友達と一緒に下校している際に、その友達の母親に会い、「今度うちに遊びに来てね！」と言われたため、次の日に「遊びに来てねと言われたので来ました！」と突然訪ねて行った。和希さんは、友人の母親の困惑を意に介さず、楽しく遊んで帰って行った。このような、トラブルや周囲を

困惑させるようなエピソードがあるものの、和希さんは、ポケモンに非常に詳しかったため、周囲からは「ちょっと変わっているポケモン博士」として、ポケモンの話題と言えば和希さんといった具合で受け入れられていた。

　中学校は、地元の複数の小学校から進学する公立学校の通常学級に通うこととなった。相変わらず、ポケモンの話題が耳に入れば、誰彼構わずに「ねぇ何話してるの？」とすぐに話題に入って行った。友達の話の内容に少しでも間違っているところがあれば「えっ？　そんなことも知らないの？　○○は＊＊＊に進化するんだよ！」と指摘し、さらには「それで最終進化は〜〜になっちゃうんだよ！」と誰も望んでいない「ネタバレ」まで披露してしまう。そんなことを繰り返す和希さんに、小学校以来の友達もだんだんと距離を置くようになってしまった。

　さらに、中学校の学年が上がると周囲の興味はゲーム以外に移っていった。また、友達同士で行われるコミュニケーションもこれまでのようなストレートなものだけでなく、「こいつバカだから」といった一見相手を貶すようなジョークなど、日常的な関係性を含んだ微妙なニュアンスの理解とそれに応じた反応が求められるようになっていく。和希さんは、仲の良い友達同士がこのようなジョークで笑い合っている状況を見て、"悪口がウケるんだ"と勘違いし、あまり仲の良くない友達に対して悪口を言って怒らせてしまうといった失言や突飛な行動が目立っていった。それまで「ちょっと変わったポケモン博士」として周りからも認められていた和希さんであったが、行動の奇異さを中心に「ポケモンにこだわっているちょっと変わった人」と理解されるようになり、だんだんと学校に居づらくなっていった。

●事例を研究知見とつなぐ
　──自分は他者にどう映るかという観点から事例をみる

●他者の心的状態を理解する・操作する　我々は日常生活のなかで、他者と社会的なコミュニケーションを常に行っている。コミュニケーションは言語的手段、あるいは身振り手振りなどの非言語的な手段が使われたりす

るが、社会的なコミュニケーションを行う場合には、その相手である他者がどのような人なのか、何を考えているのかといった他者の心的な状態を、その人の言動から絶えず推測しながら自分が送るメッセージを調整する必要がある。例えば、「ありがとう」という言葉1つをとっても、この言葉がどのような場面で、どのような表情で、どのようなイントネーションで発せられたのかによって、"感謝"なのか、はたまた"嫌味"なのかは変わりうる。場面や文脈をうまく利用することで自分たちの伝えたいメッセージを効果的に伝えることができる。

　このような社会的な対象に対する認知は社会的認知と言われ、人間関係の構築や対人コミュニケーション能力の基盤となると考えられている。この社会的認知について、乳児期から児童期にかけて定型発達児やASD児がどのように他者を認知していくのかという点に焦点を当てた、発達過程に関する研究知見が蓄積されている（大神, 2008; 別府, 1996）。乳児期においては、共同注意の獲得が社会的認知の発達において重要である。共同注意には、指差しや相手の視線を追う行動（視線追従）、自分がとるべき行動が分からないときに周囲の反応を手がかりにする行動（社会的参照）が含まれ、その後の言語発達や社会的スキルの獲得における基盤となる。ASD児における指差し理解の困難さについて、別府（1996）は、定型発達児では1歳頃から子どもの後方にある対象への指差しの理解が可能となり、同時期に相手の注意状況を確認する共有確認行動も出現することを明らかにした。一方で、ASD児の場合、言語発達が概ね1歳程度のレベルを超えると後方への指差し理解が可能となるが、共有確認行動が出現しないことが明らかとなった。特に、共有確認行動が生起しないということは、自分が相手の注意を共有したことを相手に伝えようとする意図が希薄であることを反映していると考えられる。

　共同注意に関して、上述の和希さんの事例では、リンゴの絵を指差しを使って答えなかったり、母親が指差した遠くのポケモンの看板が分からなかったりする様子がみられた。ASD児は、自分の興味や意図を他者に伝えることが希薄であるために、指差しを使わなかったり、相手が何に注意を向けているのかという相手の注意の状況への志向性が低い。そのため、

指差しが示している対象を同定できず、共同注意が成立しづらい状況になっている。このような共同注意の困難さが社会的コミュニケーションの難しさにどのようにつながっているのかについて、2人で会話する場面を考えてみよう。会話には必ずトピック（話題）があり、特定の1つの話題を共有しながら聞き手と話し手の役割を交互に取って話を進める必要がある。したがって、相手が何に注意を向けているのか（話題となる対象）を理解し、その対象にまつわる発言を重ねていくことになるが、共同注意に困難さがある場合には、相手が何に注意を向けているのかが曖昧になってしまうことが想像できるだろう。そのような困難さが、話が噛み合わない、自分が話したいことばかり話すといったASD児・者によくみられる状態像の背景にある。また、他者への注意の希薄さにより、教室で教師の一斉指示に注意が向きづらかったり、他の生徒の行動を見て参考にすることが難しかったりして、集団への適応の困難さにもつながるだろう。

● ASD児と「心の理論」　幼児期における社会的認知の発達では、上述したような他者の心的状態（意図、信念、知識状態など）を理解するための枠組みである「心の理論（Theory of Mind）」の獲得が大きな指標となる。定型発達児において、心の理論は4歳から6歳で獲得されることが明らかになっている一方で（Wimmer & Perner, 1983）、ASD児は、この心の理論課題に正答する割合（通過率）が低く、発達が遅れていることが複数の先行研究によって明らかにされている（Baron-Cohen, 1989; Baron-Cohen et al., 1985; Frith, 1994; Happé, 1994）。初期の心の理論では、相手の心的状態を理解することができるかを問題としているが、児童期以降の心の理論に関しては、心的状態の理解をより深化させ、より複雑な他者の心的状態の理解が可能になることや対象の広がり（例えば2次の誤信念＝Aさんは「Bさんが○○であると思っている」と誤って信じていること）や文脈の多様性を持って発達していく。ASD児においては、このような、より高度な心の理論の困難さについて、比喩的な言い回し、嘘や皮肉、当てこすりなど、字義通りではないコミュニケーションに関する理解を問うストレンジストーリー課題（Happé, 1994）や、文脈上言うべきでなかった失言を検出する

Faux pas 課題（Baron-Cohen et al., 1999）などを用いて検討されている。これらの研究では一貫して、ASD 児・者においては、定型発達や知的障害児・者と比較して成績が低いことが明らかにされている。

　中学生になった和希さんにみられた失言やそれによるトラブルはまさに、より高度な心の理論の理解が難しかったことに起因するだろう。ポケモンのネタバレは相手がどこまで知っているのか、また知りたくないと思っている情報かもしれないといった相手の知識状態や気持ちの推測がうまくできないことが背後に想定できる。先行研究による知見では、心の理論課題に通過する ASD 児・者も存在し、日常生活環境の要素を捨象した実験室環境においては心の理論を獲得しているように見えるが、日常生活における社会的コミュニケーションに依然として困難さを抱えている事例も報告されている（Bowler, 1992）。現実の社会的な場面では、発達段階を経るに従って、社会的コミュニケーションにおいて求められることはより多様化していく。例えば、和希さんの事例でみられた相手を貶すようなジョークは、対人関係の距離（ネガティブなことでも笑い合える関係性）やそれまでの文脈（冗談で言っている）を理解したうえで、その場に即したより微妙なニュアンスを加味した反応（笑う、冗談や皮肉で返す）などが求められる場面も多く、日常生活における適応の課題になると考えられる。

●欺き行為とは何か　本章では、他者の心的状態を理解する力から一歩進んだ、理解した他者の心的状態を“使用して”自分の行動を調整する力が必要とされる欺き行為に焦点を当てる。欺きとは、事実とは異なることを他者に信じ込ませる行為である。ASD から“欺き”という行為を見た場合、欺きとは、いかに巧妙に欺くのか（欺き行為）、もしくは見破るのか（欺き理解）といったことではなく、対人的コミュニケーションの1つとして捉えることができる。

　欺き行為を行うためには、前提として、ある事柄に対して自分が知っている事実と相手が有している知識状態に乖離が生じていること（つまり、自分だけが知っている状況であること）を正確に理解することが必要となる。さらに、自分が欺き行為を行った場合と行わなかった場合に相手がどのよ

うに行動するのかといった行動予測に基づき、意思決定を行う。その後、自分が知っている事実に基づく反応（例えば、本当のことを言う）を抑制し、事実とは異なる反応（欺き）を生成することとなる。このように、欺き行為それ自体は、非常に高度な社会的認知能力によって理解された他者の心的状態を使用し、その目的に沿って自分の行動を調整する（実行機能）ことが求められる行為であると定義できる。

　欺きには、自分の利益を生じさせたり、搾取するような悪意のある欺きのみならず、社交辞令や罪のない嘘（White lie）などが含まれる。このようないわば「他者のための欺き」を含めると、我々は日常生活のなかで、数多くの欺きを使ってコミュニケーションを行っている。例えば、ストレートに言うと相手を傷つけてしまうために婉曲して物事を伝えたり、あえて隠しておくことで、円滑な人間関係を構築している。このような文脈においては、欺き行為や欺きの理解に必要とされる社会的認知能力、前後の文脈などより広範囲な情報を効率的に処理する能力も必要とされると考えられ、ASD 児・者にとっては非常に困難な行動の１つだろう。和希さんの場合も、「今度遊びに来てね」という友達の母親からの社交辞令が分からず、翌日に遊びに行ってしまったエピソードなどは、まさに欺き理解の困難さが現れている。

●欺き行為を捉える２つの実験パラダイム　ASD 児については、定型発達児や知的レベルを統制した知的障害児との比較から、欺き行為に困難さを有するという知見が複数提出されている（Baron-Cohen, 1992; Hughes & Russell, 1993; Li et al., 2011; Ma et al., 2019）。これらの先行研究において用いられているのは主に、対象児に課題を課して、その通過率や反応時間などを計測する行動実験であり、誘惑抵抗パラダイムとゲーム文脈パラダイムの２種類の実験パラダイムに大別される。

　誘惑抵抗パラダイムでは、対象児は実験者とともにおもちゃで一通り遊んだ後に、別の魅力的なおもちゃとともに実験室に残される。実験者は子どもに部屋で待つように指示を出す際に、その魅力的なおもちゃを触ってはいけないと言い残し、退出する。一定時間の間、子どもは言われたこと

を守るために誘惑に抵抗するが、やがて多くの子どもは言いつけを破ってしまう。その後、再び入室した実験者から「おもちゃを触った？」と聞かれた際に、自分の過ちを隠すために自発的に欺きを行うかを捉える（Lewis et al., 1989; Talwar & Lee, 2008）。

　ゲーム文脈パラダイムでは、対象児は実験者とある種のゼロサムゲームのようなものを行う。典型的には、複数ある箱の1つに課された報酬について、探す役はその報酬を見つけることができれば、自分のものにできる。また、隠す役は探す役が見つけられなければ、自分のものにすることができる。この課題では、隠す役が探す役から報酬の場所を尋ねられた際に、入っている箱を否定する、入っていない箱を示すなどの欺きができるかを捉える（Chandler et al., 1989; Sodian & Frith, 1992）。

　このゲーム文脈パラダイムを、和希さんの事例での宝探しゲームに置き換えることができる。和希さんは、「見ることが知ることである」といった基本的な他者の知識状態の理解をうまく使用できないため、母親が目をつぶる前に宝物を隠し始めてしまったり、自分が知っていることと母親が知っていることの区別が曖昧な場合、そもそも宝物の情報を隠すという前提が成立せず、母親の「どこにあるかなー？」という呟きに答えてしまったと考えられる。

　Yokota & Tanaka（2013）は、これら2つの実験パラダイムにおける欺き行為がASD児ではいつから可能になるのかについて検討を行った。その結果、定型発達児においては、4歳ほどで誘惑抵抗パラダイムではすでに高い通過率を示し、ゲーム文脈パラダイムでは、5歳ほどで欺きが可能となることが明らかとなった。一方で、ASD児においては、パラダイムの違いによる発達差はみられず、両方のパラダイムにおいて、言語精神年齢7歳以降になると欺きが可能となるという結果が得られた（図1）。以上から、ASD児においては、欺きができないのではなく、同年代の定型発達児と比較して発達が遅れていると考えることができる。特に、誘惑抵抗パラダイムについては、定型発達児においては、4歳以前に可能になるが、ASD児においては言語精神年齢7歳以降で可能になることから、より発達の遅れが顕著である。

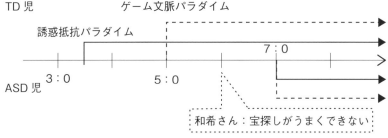

TD 児

ゲーム文脈パラダイム

誘惑抵抗パラダイム

7：0

3：0　　　　　　　5：0

ASD 児

和希さん：宝探しがうまくできない

図1　各パラダイムにおける欺き行為が可能となる時期

● 「自発的」な能力の利用と社会的な動機づけ　ASD 児におけるこの誘
惑抵抗パラダイムにおける欺き行為の顕著な発達の遅れについては、心の
理論の自発的使用の難しさと、社会的な動機づけの低さから説明できる。
誘惑抵抗パラダイムでは、ゲーム文脈パラダイムのように欺くことが課題
文脈には含まれておらず、子どもは、欺くかどうかの意思決定を自発的に
行わなければならない。また、そのためには、自発的に他者の心的状態や
行動予測を行う必要があるが、ASD 者においては、心の理論課題を視聴
する際に、予期的に他者の行動を予測するような視線の動きを示さないこ
とが明らかにされている（Senju et al., 2009）。Senju et al.（2009）において
は、心の理論課題を通過できる ASD 者も同様に予期的な視線の動きを示
さないことが報告されていることから、ASD 者は自身が持っている能力
を「自発的に」使用することに特異的な困難さがあることが考えられる。
　さらに、このパラダイムでは、実験者からの指示を破るという行動が含
まれるため、欺き行為を行わなければ、実験者から怒られてしまうかもし
れないといった、実験者との関係性を一時的に維持しようとする動機づけ
も関連すると考えられる。実際に、欺きを行った理由を問うと、「怒られ
るから」「触ってはいけないと約束したから」といった関係性を意識した
回答が得られている。ASD の場合、このような社会的な動機づけが低く、
他者から褒められたり、怒られたりするといった、対人的コミュニケーシ
ョンにおける社会的な報酬の追求や罰を回避する傾向が低いことが示され
ている（Chevallier et al., 2012）。

●認知的柔軟性、反応抑制、ワーキングメモリ　和希さんは、受診した病院で行った認知機能検査において、反応抑制やワーキングメモリの困難さが指摘された。これらの特徴は、日常生活において、自分の知っているポケモンの知識を言いたいときに、相手が聞きたいかどうかを考慮することなくネタバレをしてしまったり、一斉指示のように「聞いて理解し、自分の行動を調節する」ことの困難さにつながっている。このような認知機能における困難さは欺き行為とどのような関係にあるのだろうか。欺き行為に関連する認知機能として、実行機能に焦点を当てた検討がなされている（Hughes & Russell, 1993; Ma et al., 2019）。実行機能とは、意図的でトップダウン的な認知的処理であり、思考、行動、感情の目的的な制御に関連する認知機能の1つである。これらの実行機能に含まれる因子として、反応抑制、ワーキングメモリ、認知的柔軟性の3つが挙げられる（Miyake et al., 2000）。以下、これら3つの機能についてASD児・者を対象とした先行研究を概観する。

　反応抑制は、優勢であるが不適切な反応や実行中の反応を抑える機能であり、ワーキングメモリなどの他の実行機能とも強い関連が指摘される機能である（Brocki & Bohlin, 2004）。反応抑制を測定するための典型的な課題であるGo-No go課題では、ある刺激（例えば赤い丸）がPCの画面に表示された場合にはできるだけ早くボタンを押し、別の刺激（例えば黒い丸）が示された場合にはボタンを押さないことが求められる。ASD児における反応抑制の発達を検討した先行研究においては、定型発達児と比較して反応時間が遅かったり、適切に反応を抑制できないといった反応抑制機能における困難さが指摘されている（Luna et al., 2007; Ozonoff & Jensen, 1999; Schmitz et al., 2006）。反応抑制機能の発達に関して、児童期から成人期までを対象としたLuna et al.（2007）は、発達の速度が定型発達児・者と比較して遅いことを明らかにしている。

　ワーキングメモリとは、短時間のうちに外的な手がかりなく情報を保持、操作する能力である（Baddeley, 2003）。ワーキングメモリを測定する代表的な課題として、ウェクスラー式知能検査にも用いられている数唱や逆唱が挙げられる。ASD児におけるワーキングメモリ課題を用いた複数の研

究では、課題を遂行する際に一貫した戦略を用いることが少ないことや定型発達児と同程度の成績を示すことが明らかにされており、知見が一致していない（Edgin & Pennington, 2005; Steele et al., 2007）。この背景には、発達的な変容が考えられる。年齢による課題成績の差について、Happé et al.（2006）は、8歳から16歳のASD児、ADHD児、定型発達児を対象にワーキングメモリ課題を行った結果、8歳から10歳の年少対象者では定型発達児よりも有意にエラー数が多いが、11歳から16歳の年長対象児では、定型発達児との差異がないことが明らかになっている。これらの知見を考え合わせると、ASDにおけるワーキングメモリは、低年齢では定型発達児と比較して困難さを有するが、高年齢になるとその能力差は顕著ではなくなると考えることができる。

　認知的柔軟性とは、ルールや課題間で注意や行動を切り替える能力であり（Miyake et al., 2000）、ウィスコンシンカード分類テスト（Wisconsin Card Sorting Test：WCST）などの切り替えが必要とされる課題を用いて測定される。WCSTでは、赤、緑、黄、青で色づけされた1から4個の三角形、星型、十字型、円からなるカードを用い、被験者に対して、色、形、数の3つの次元の分類カテゴリーのいずれかに従って提示されたカードを分類することを求める。分類基準は明示的に提示されず、一定の基準（連続正答回数）で自動的に変更される。したがって被験者は、分類の正誤のフィードバックのみを手がかりとして分類基準を推測し、基準が変更された場合には柔軟に分類基準を切り替えることが必要とされる。WCSTを用いた先行研究においては、ASD児は定型発達児やADHD児等と比較して、保続エラー（基準が変わっても以前の基準で分類し続ける）や誤反応エラー（基準が変わっていないにもかかわらず間違える）が有意に多いことが明らかにされている（Ozonoff & Jensen, 1999; Shu et al., 2001）。

●欺き行為に関連する実行機能　以上のように、特にASD児における実行機能については、上述の反応抑制、ワーキングメモリ、認知的柔軟性のいずれについても定型発達児と比較して困難さを示す知見が提出されている。欺き行為と実行機能に関しては、定型発達児を対象とした先行研究に

おいて、反応抑制とワーキングメモリとの関連が指摘されている（Hughes, 1998; Talwar & Lee, 2008）。具体的には、欺き行為を行うためには、本当のことを言ってはならないため、真実反応を抑制することが求められる。また、自分と相手との間に知識の差（自分が知っていることを相手は知らない）があることを理解し、欺き行為によって相手がどのように考えるのかといった欺きによる他者の心的状態の変化を念頭におきながら自分の行動を選択する必要があり、ワーキングメモリが関連すると考えられる。さらに、認知的柔軟性に関しては、欺かれた相手がどのように行動するのかといった予測や見通しに応じて自分の行動を柔軟に調整することと関連するだろう。

　ASD 児において欺き行為に関連する認知機能を検討した先行研究は非常に少ない。Ma et al.（2019）は、ASD 児と、知的レベルを統制した定型発達児、知的障害児を対象として、両パラダイムにおける欺き行為と心の理論課題、反応抑制、ワーキングメモリとの関連について検討した結果、ASD 児においてはいずれのパラダイムにおいてもワーキングメモリが欺き行為と相関することを見出している。さらに、Yokota & Tanaka（2020）は、ゲーム文脈パラダイムをアニメーション化し、PC で提示することで、回答までの詳細な反応時間の計測を可能にした。これにより、欺き行為の流暢性という観点から、欺き行為における反応時間と認知機能との関連を検討した結果、ASD 児は定型発達児と比較して欺きに関する反応時間が長いこと、ASD 児群においてのみ認知的柔軟性が反応時間と負の相関を示すことを明らかにした。

　これらの結果から、ASD 児における欺き行為に関連する実行機能については、定型発達児とは異なることが明らかになり、用いている認知的方略が異なることが示唆された。したがって、ASD 児が特異的に用いている方略に合わせ、適切な支援方針を考えることが必要とされるだろう。

●支援のポイント

　本章では、欺き行為に焦点を当てて ASD 児の困難さとその背景について述べてきたが、ASD 児・者への支援を考える際には、当然のことながら欺き行為ができることを目的として支援を行うのではなく、欺き行為を通して、その子どもの他者理解の様相や他者に映る自分をどのように理解しているのかという点を支援者が把握し、促していく必要がある。本章で述べてきたように、社会的なコミュニケーションは、それを行うための認知機能に支えられている。本章で紹介した ASD 児・者を対象とした欺き行為に関連する認知機能に関しては、定型発達児とは異なる関連が見出されている（認知的柔軟性やワーキングメモリとの関連）。このような知見から、ASD 児は、定型発達児とは異なる認知的方略を用いていると考えられる。

　実際に、磁気共鳴画像法（MRI）などを用いた脳機能イメージング研究においては、課題の遂行成績が定型発達群と同等でも脳活動の違いが明らかにされている。表情認知課題を用いた Baron-Cohen et al., (1999) は、ASD 者が課題を解く際に、定型発達者とは脳活動が異なり、より言語的・視覚的な認知的方略を用いていることを明らかにした。以上をふまえると、実行機能を訓練することによって、ASD 児・者の社会的な困難さに対してアプローチできるのではないかという予測ができる。

　ゲームなどコンピュータベースのプログラムを用いて実行機能を訓練した先行知見では、訓練効果として、注意や集中の維持の向上が認められることが報告されているが、ASD 特性の減弱や社会性の向上への効果については慎重な検証が必要とされる（Cavalli et al., 2022; Pasqualotto et al., 2021）。このような ASD 児・者への実効機能訓練については、歴史が浅く、その効果については議論の最中であり、今後、知見の蓄積が必要とされる。

　以上をふまえると、ASD 児・者における認知機能に関する研究知見は、ただちに子どもとの具体的な関わり方につなげることは難しいが、子どもを理解するためのアセスメントの視点や支援を行う標的を考える際に役立つものであると理解すると良いのではないだろうか。アセスメントの視点

について、一般的には、全般的な知的水準を測定する知能検査（ウェクスラー系や田中ビネーなど）や ASD 特性を測定するための質問紙や保護者へのインタビュー（SRS-2、PARS など）等が用いられることが多いと考えられるが、本章で紹介した反応抑制を捉える Go-No go 課題や、認知的柔軟性を把握するための WCST といった実行機能の様相を理解するためのアセスメントを含むバッテリーを組むことにより、その子どもの社会的認知の困難さの背景に迫ることができるだろう。

　一方で、上述のようなアセスメントバッテリーで見えないことにも注意したい。知能検査をはじめとする個別認知検査は基本的には文脈独立的であり、検査場面も日常生活場面とは異なり、余計な刺激を極力排除した環境で行われる。したがって、個別認知検査を用いることで、ある意味でその子どもの本質的な認知機能を捉えることはできるが、そのような認知機能が日常生活場面で余すことなく発揮されていないかもしれないという点について支援者は自覚的であるべきだろう。この点について、近年、実行機能においても、これまで検査などによって捉えられてきたより認知的・抽象的で文脈独立的な Cool な側面に加え、より情動的・社会的で文脈依存的な Hot な側面の両側面から検討を行う必要性が指摘されている（Zelazo & Carlson, 2012）。Hot な実行機能は、ギャンブリング課題（Metcalfe & Mischel, 1999）や遅延価値割引課題（Kouklari et al., 2018）などの報酬に対する行動や情動抑制などから測定されており、ASD 者において心の理論課題との関連が指摘されている（Kouklari et al., 2019; Yu et al., 2021）。今後はこのような側面にも注目し、アセスメントを行うことにより、日常生活により近い社会的認知の困難さの背景を描き出すことができると考えられる。

コラム①　MRIは"嘘発見器"になるのか？

　嘘発見器と聞いて思い浮かべるのはポリグラフではないだろうか。ポリグラフとは、皮膚電気反応や心拍数などの生理反応を測定する機器であり、生理指標に現れる精神状態をモニタリングしている。したがって、正確には嘘を発見しているわけではなく、嘘をついているときの生理的な反応をそうでない場合と比較しているに過ぎない。本章では、欺きを「他者の心的状態を理解し、それを用いる能力」と定義づけたが、多くのMRIを用いた先行研究では、欺いている際の神経活動を真実反応から分離できるかを目的として行われてきた。この神経活動が同定できれば、MRIは嘘発見器として使えると考えられるが、現時点では、司法場面等での実際的な利用までには課題が残されている。

　そのうちの課題の1つは、"欺く意図"をどのように検出するのかという点である。しばしば子どもの嘘で話題にされるように、大人から見れば事実とは異なる嘘のように見える発言も、子どもは真実だと捉えており、そこに欺く意図はない（内田, 2021）。これは、欺きと誤記憶（誤って覚えてしまった事柄）の区別であり、とりわけ司法場面では、目撃者が嘘をついているのか、間違って認識しているのかといった区別は非常に重要である。先行研究において、これらの区別を直接取り扱ったものは非常に限られていが、これらを区別してメタ分析を行ったYu et al.（2019）は、欺く意図に関連する脳領域として上前頭回、上側頭回、下頭頂小葉を同定している。この結果から、これらの領域の活動量の上昇が、事実とは異なることを欺く意図を持って述べていることを示していると考えられる。

　注意しなければならないことは、これらの結果は全て対象者を集団として分析し、その集団の活動傾向から論じた結果であるということだろう。実用化を考えた際には、個人の脳活動から「その人が」嘘をついているのか否かを予測できる必要がある。しかし、個人の脳活動レベルでの実証はされていないため、個人の脳活動から欺いているかどうかをどれだけ正確に検出できるかについて、今後、研究の発展が求められる。

第2章
文脈によって変わる他者のことばの意味
──語用論

　本章では、自閉スペクトラム症（Autism Spectrum Disorder：以下 ASD）
と診断された光騎さんの、主に幼児期から小学校時代の様子を紹介する。
幼児期の光騎さんは、問いかけても返事が返ってこなかったり、関係のな
い応答が返ってきたりすることが多かった。幼稚園入園後は、漫画のビデ
オの台詞が、日常の会話においてもそのまま頻繁に出てきた。その半面、
誰からも習わないような難しいことばの意味もよく知っていた。小学校時
代は、勉強面での困難はほとんどなかったが、ことばに込められた話し手
の心情や意図を適切に読み取れないために、友達とのトラブルが増えた。
このような彼独自のことばがどのような語用論的特性を持っており、その
特性の背景は何かを、小学生時の光騎さんを含めた ASD 児・者に実施し
た指示詞理解実験や心情推測実験の結果から、主に捉えていく。そのうえ
で、ASD 児・者のコミュニケーションを育むために関わり手に求められ
ることは何かを考える。

●事例　光騎さん

　診断名：ASD

乳幼児期の光騎さんは、乳幼児健康診査等で発達上の問題を指摘されたことはなく、始語は1歳5ヶ月、2語文は2歳1ヶ月でみられたが、指さしは1歳半時点でみられなかった。バイバイは、5歳2ヶ月まで手を自分のほうへ向けて行っていた。

　幼稚園入園前は、外遊びをすることはほとんどなく、家のなかで1人遊びをすることが多かった。漢字や数字に関心があり、難しい漢字で書かれた本の背表紙の文字を正確に書き写したり、カレンダーに興味を示したりしていた。図鑑が大好きで、特に虫の名前などは正確に記憶していた。幼稚園入園後も当初は、他の園児たちに関心を示さず、1人でただひたすら、紙にマジックで漢字を書いていた。問いかけても返事が返ってこなかったり、関係のない応答が返ってきたりすることが多かった。

　3歳半のときに、集団生活に溶け込めず、保育者と1対1の場合は話が理解できるようだが保育者が全員に向かって話す場合などは理解が難しいようだとの主訴で、総合教育センターへ来所した。このときの父母との面談と光騎さんの行動観察、発達検査等の結果より、ASDが疑われた。年長組のとき、大学病院でASDの診断を受け、障害児保育の申請を行い、加配保育士が配置されることとなった。

　幼稚園年長の頃には、以前のように場面に関係のないことばを発するということは減ってきた。その半面、毎日見ている漫画のビデオの台詞が、日常の会話においてもそのまま頻繁に出てきた。詳しくその会話の内容を聞いてみると、繰り返し出てくる台詞は、光騎さんなりの独特の共通した意味で使用されていることが分かった。例えば、「立ち読みお断りだ」ということばは、漫画のビデオのなかで、本屋の店主が立ち読みをしている子どもたちに対して発していた台詞であった。光騎さんは興味のない課題や遊びを勧められたときに、このセリフをそのまま使って、「もうそのことには興味がないので、終わりにしてほしい」という光騎さんの気持ちを表現しているようであった。その一方で、プール遊びに加わろうとしない光騎さんに、保育者が水をかけたところ、「先生はぼくに剣山を投げつけるようなことをした」と母に訴えた。感覚過敏のある光騎さんにとって、ホースで水をかけられることは、棘のある剣山を投げつけられるような痛

さを感じたものと思われる。剣山という難しいことばをなぜ知っているの
かを光騎さんの母に尋ねたところ、「教えたことはないので、多分ビデオ
やテレビから覚えたのではないでしょうか」とのことであった。

　就学時健康診断においては、特に問題を指摘されることはなく、通常学
級への入学となった。母によると、5月下旬の参観日の時点では、光騎さ
んは着席して授業を聞いていた。算数の授業で、絵を見て問題を作成する
課題では、隣の児童にリードされていたものの、解答できていた。その後
は、授業で困ることはなく、授業で習わないような難しいことばの意味も
よく知っており、計算も得意でテストの成績は悪くはなかった。

　光騎さんが3年生のときに、読み聞かせボランティアの女性が10人ほ
どの小学生に対して、落語絵本『まんじゅうこわい』の読み聞かせを行っ
た。この落語は、村で嫌われ者の主人公が、大好きなまんじゅうを手に入
れようとして、村人たちをだます話である。主人公が「自分はまんじゅう
がこわくてたまらない」と言うと、村人は嫌がらせとしてまんじゅうをた
くさん持って来た。村人たちをだまして、大好きなまんじゅうを手に入れ
た主人公が、最後に「ここらへんでお茶がこわいな」と言う話である。読
み聞かせが終わると、光騎さんは「題名のわりに愉快な話だった」と感想
を述べた。つまり「こわい」という題名がついているが、こわいものは登
場せず、みんなが笑っていたので、愉快だったと彼は感じたようであった。
そこで、なぜ主人公はまんじゅうがこわいと言ったり、お茶がこわいと言
ったりしたのかと聞いてみると、「詳しい説明がないので、なぜ言ったの
か分からない」と答えた。ことばの字義的な意味は分かるが、なぜそのこ
とばが発せられたのかといった話し手の気持ちや意図は、説明がないと分
からなかった。

　友達関係では次第にトラブルが多くみられるようになっていった。例え
ば、友達同士で冗談を言いながらふざけあっている場面で、1人の友達が
ニコニコ笑いながら、親愛の情を込めて「馬鹿だなあ」と言ったところ、
光騎さんが急に怒り出してその友達を殴ってしまった。また、友達に関わ
りを求める場面では、友達のゆく手を塞いで立ちはだかるなど光騎さん独
自の関わり方をするため、次第に距離を置かれるようになっていった。あ

るときは、「おまえはそうやってへらへらしているからいじめられるんだよ」と友達に言われ、いじめの対象になりそうになったこともあった。しかしその都度、光騎さんのご家族と筆者とで対応法を考え、実践することによって何とか乗り越えていった。現在のところ、特に大きなトラブルの報告もなく、得意な理系の能力を活かし、大学生活を送っている。

●事例を研究知見とつなぐ
──語用論的特性の観点から事例をみる

● ASD 児・者のコミュニケーションと語用論　ASD 児・者の社会的コミュニケーションの特異性は、その診断基準 DSM-5（American Psychiatric Association, 2013）にも明記されているように中核的な症状の 1 つである。この社会的コミュニケーションの問題は、語用論における特異性が大きく関与しており（Reindal et al., 2023 など）、統語論や意味論 [1] など言語の他機能に比べ、典型発達とは著しく異なっていることが見出されている（Wetherby & Prutting, 1984）。語用論とは、発話とそれが行われる状況から、話し手と聞き手の関係において、取り出される意味とその働きを研究する、言語学の領域の 1 つである（小泉, 2001）。ASD 児・者の語用論上の特異性は、多様で広範囲にわたる次のような語用論の研究領域すべてにおいて生じるものであるという（大井, 2004）。その範囲とは、直示（指示詞、人称、敬語、授受動詞、直示動詞など）、推意（会話の含意、重要情報の位置など）、前提（提供情報の適切性、新旧情報の区別など）、言語行為（皮肉や隠喩の理解など）、丁寧さ（間接発話、相手の話題への反応など）[2] などである。

　では、光騎さんの事例について考えてみる。前述のとおり、幼稚園入園後も当初は、問いかけても返事が返ってこなかったり、関係のない応答が返ってきたりすることが多かった。幼稚園年長の頃には、繰り返し見ている漫画のビデオの台詞が、日常の会話においても頻繁にそのまま出てきた。その反面、「剣山」という難しいことばの意味を適切に理解し、使用できるまでになっていた。剣山ということばを周囲の大人が教えたことはないので、多分ビデオやテレビから覚えたのではないかとのことであった。

　このように、個々のことばの辞書的な意味に関しては習得しているが、

それらのことばは、他者との関わりのなかで習得したというより、ビデオやテレビなどから学んでいったものだった。ビデオやテレビにおいては、登場人物の感情や意図に対して、ナレーションで説明が行われたり、それらを読み取る手がかりとなる映像がクローズアップされたりする。そのため、明示されたことばの表面的な意味である「言内の意味」の他に存在する「言外の意味」も理解しやすい。しかし、日常会話のなかでは、ナレーションも映像のクローズアップもないため、表面的なことばの意味の背景にある話し手の意図や感情といった「言外の意味」を適切に読み取ることは難しい。

　小学校時代の光騎さんは、勉強面で困ることはなく、授業で習わないような難しいことばの意味もよく知っており、計算も得意でテストの成績は悪くはなかった。しかし、『まんじゅうこわい』の読み聞かせでのやりとりのように、ことばの字義的な意味は分かるが、なぜそのことばが発せられたのかといった話し手の気持ちや意図は、説明がないと分からないようであった。また、友達の親愛的なことばを字義通りに受け止め、急に怒り出してしまった。これらのことから、明示されたことばの表面的な意味である「言内の意味」はよく理解できるのだが、文脈によって異なる「言外の意味」を理解することは難しいといった、ASD の語用論的特性が光騎さんにも認められた。この語用論的特性とその背景を、指示詞の理解実験および心情推測実験から次にみていく。

●指示詞の理解からみた ASD 児・者の語用論的特性　　語用論のなかでも指示詞は、発話場面、話し手と聞き手の関係、発話の文脈的手がかりなどを適切に把握しないと正しい理解ができない。なかでも現場指示用法[3]の指示詞は具体的場面において、話し手と聞き手の関係などを非言語情報などから適切に把握しないと指示詞の指示対象を特定できない。現場指示用法の指示詞コ・ソ・アの使い分けに関しては、実証的な研究（Higashiyama & Ono, 1988 など）や言語学の立場（正保, 1981）から主張されている次のものが一般的であり、標準反応と呼ぶこととする（図1）。ただし、視線や指さしを伴わないで「こっち」「そっち」「あっち」とことば

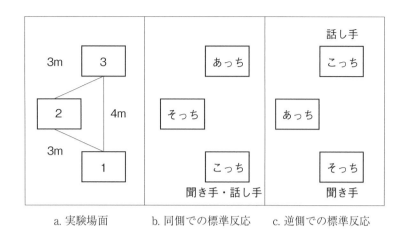

a. 実験場面　　　b. 同側での標準反応　　c. 逆側での標準反応

図1　各条件における箱・話し手・聞き手の位置

のみで指示すると、成人でもこの標準反応を示すことが困難である（伊藤ほか, 2004）。そのため、現場指示用法の指示詞の理解には、従来から主張されている自己中心性からの脱却による他者視点取得の要因（岩淵, 1968; 田窪, 1990）というより、話し手の視線やしぐさといった非言語的手がかりを読み取る能力が、深く関わっている（伊藤ほか, 2004）。

　図1のaは、実験場面を表しており、1、2、3は、同形同色の箱で、それらが3mと4mの間隔で配置されている。bは、聞き手である実験参加者が話し手である実験者と同じ側に並んだ場合の標準反応を示している。cは、聞き手である実験参加者と話し手である実験者が対面した場合の標準反応を示している。

●非言語的手がかりの影響を調べる実験　そこで、小学生時の光騎さんを含むASD児と典型発達者に対して、指示詞理解における非言語的手がかりの影響を調べる以下のような実験を行った（伊藤・田中, 2009）。その実験は、話し手である実験者が聞き手である参加者にペンを渡して、まず「こっち（そっち、あっち）に入れてください」との言語教示のみで、指示対象を特定する指示詞理解実験を実施した。続いて言語教示に加え、目標とする標準反応の対象（箱）に視線を向け、最後にそれらに加え、その標

準反応の対象（箱）に指さしをして指示対象を特定するというものであった。例えば、「こっちの箱に入れてください」との言語教示後に視線を標準反応のこっちの箱に向け、最後にその箱に指さしをした。その結果、言語教示のみでは標準反応と異なった箱を選択していた者も含め、すべての典型発達者が、視線の指示の追加のみで標準反応の箱を選択した。他方、ASD 児は、話し手の目とその視線の指示する標準反応の箱を見つつも、視線の指示とは異なった箱を選択する者が多く見出された。

　このときの光騎さんは、すべての条件で話し手を見ており、話し手の視線および指さしで指示されている標準反応の箱もすべて見ていたが、それらの箱とは異なった箱を自らの一貫した基準に従って選択した。つまり、自分が「こっち、そっち、あっち」と決めた箱の基準を変えなかった。これは、話し手の視線のみならず、指さしが対象を指示しているという話し手の意図を理解できないことが関連していると推察された。同時に、最初に獲得したことばと対象の強固な結びつきが認められた。

　また、ある ASD 児において、話し手の視線を追って「無駄が多いような気がする」との発言が観察された。これは、「話し手が言語で指示する対象（箱）と視線で指示する対象（箱）が違うのは、無駄が多いような気がする」という意味と捉えることができる。この推測が正しいとすれば、話し手が視線で対象を指示しているという意図は理解できていることになる。しかし、言語で指示していると自分が確信している対象は、話し手の視線が指示している標準反応の対象とは異なると捉えているものと思われる。その ASD 児が指さし付加条件において、「逆？」、「めちゃめちゃだ」と言って話し手の指さした標準反応の対象を選択した。その ASD 児の持っていた指示詞使い分けの基準からみると、話し手の標準反応の基準は「逆」、「めちゃめちゃ」であっても、指さしで対象を指示されれば、その意図を汲み取って話し手の指示に従ったと解釈できる。その他にも、別の ASD 児から、指さし付加条件時に「『あっち』とか『こっち』とか違うほうに入れていいんですか？」といった質問が観察された。

　これらの様子から、彼らが最初に獲得したことばと対象の結びつき以外の関係に対して強い抵抗や混乱を示している様子がうかがえる。これは、

多くの意味を含む単語を単一の固定した意味以外に用いない ASD 特有の字義拘泥の現象と捉えることができる。典型発達での単語の学習は、個別的、具体的な学習から始まり、人との関係を通して様々な変形や意味の広がりを学習していく。やがてそこに意味役割の法則性が理解されるようになって、個々のことばがネットワークを形成するようになる。しかし、ビデオやテレビからことばを学習することの多かった光騎さんは、「まんじゅうこわい」の言外の意味を読み取ることができなかったり、親愛の情を込めた友達の「馬鹿だなあ」のことばに怒り出してしまったりした。ASD 児が最初に取得したことばの表面的な意味以外の、状況によって変化することばの言外の意味を理解することの困難さは、この字義拘泥が 1 つの要因と思われる。

●**心情推測からみた ASD 児・者の語用論的特性**　日常会話での典型発達児・者の発話解釈においては、発せられた言語情報を手がかりとしつつも、心情を適切に読み取るためには、会話の文脈や話し手の表情等の語用論的情報を統合して総合的に判断する必要がある。なかでも比喩や皮肉などの非字義的発話の解釈に関して、ASD 児・者は困難を示すことが通説とされてきた（Rundblad & Annaz, 2010 など）。他方では、これらの発話解釈において、ASD・典型発達児・者間で有意な差が示されないケースも報告されている（Gernsbacher & Pripas-Kapit, 2012 など）。本事例の光騎さんも幼稚園児のころ、ホースの水を剣山に例えて痛さを表現するなど、適切に比喩を使用していた。ASD 児・者の非字義的発話の解釈に関する研究結果の不一致に関して、メタ分析を実施した Kalandadze et al., (2018) は、ASD と典型発達の差というより、言語能力の差であると指摘している。

　これらを確かめるために、生活年齢と全検査知能指数（FIQ）のほかに言語能力で統制し、光騎さんを含む ASD 児と典型発達児に対して、映像によって話し手の発話意図を推測する実験を行った（伊藤ほか, 2020）。その結果、ことばを字義通りに解釈するといわれている ASD 児においても、まず場面状況、次に話し手の表情、最後に刺激音声というように、発話意図を推測するうえで手がかりとなる情報を明確に提示した映像であれば、

ASD 児も典型発達児と同様に発話意図を推測できた。発話意図を推測するうえでの 1 つひとつの手がかりを読み取ることはできるということである。しかし、発話意図を推測するうえで参照すべき情報は、日常の自然な会話場面では様々な情報の中に通常混在しており、自ら発見しなければならず、話し手の発話意図を推測することは難しくなる。

　また、話し手の心情を推測する際、どのような情報を手がかりにしているかを検討したところ、ASD 群の約 6 割は、一貫して言語情報のみを手がかりとする者や、表情や声のトーンといった非言語情報のみを手がかりとする者、および状況情報のみを手がかりとする者がいた（伊藤ほか，2023）。光騎さんもその 1 人であり、一貫して言語情報のみを手がかりとして話し手の心情を推測していた。このように一貫して 1 つの情報のみを手がかりとして心情を推測する者は、典型発達群ではほとんどいなかった。日常場面において、話し手の心情を適切に読み取るためには、様々な語用論的情報を統合して総合的に判断する必要がある。しかし、ASD では情報の統合や利用の困難さを示すことが確認されており（Kenan et al., 2019 など）、1 つの情報を手がかりとして判断する傾向がある。

　ただしこの伊藤ほか（2023）の研究では、4 割弱の ASD 群も 9 割強の典型発達群と同様に、複数の手がかりを使用しており、ASD・典型発達群の多様性が明らかとなった。伊藤ほかはこの多様性に着目し、参加者全員を単一・複数手がかり群に分けた。単一手がかり群は複数手がかり群に比べ、自閉症スペクトラム指数（Autism Spectrum Quotient：AQ）の総合得点および下位尺度の社会的スキル、コミュニケーション、想像力の各得点が高かった。このことは、1 つの手がかりによって話者の気持ちを推測する ASD 児・者は、人間よりモノに関心がある、友達作りが苦手、会話が苦手、冗談や皮肉が分からない、聞き手に構わず同じ話を続ける、他者感情の想像が苦手、イメージを思い浮かべられないなどといったように、ASD 児・者のなかでも、社会生活への適応に重要な項目に ASD 特性を多く持っているということが見出された。

　一貫して言語情報のみを手がかりとして話し手の心情を推測していた光騎さんもその 1 人であり、小学生時代のエピソードも当てはまる。例えば、

冗談をはじめ言外の意味を読み取れなかったり、友達に関わりを求める場面では、友達の気持ちを考えず、ゆく手を塞いで立ちはだかるなど光騎さん独自の関わり方をしていたことなどが挙げられる。このように複数の手がかりを統合して、他者の気持ちを推測しない場合、典型発達児・者が多数派を占める社会に適応することはより難しくなると思われる。

●支援のポイント

● ASD 児・者の語用論的特性の背景に応じた支援　光騎さんの事例および指示詞や話し手の心情推測の実験から、ASD 児・者の語用論的特性の背景に関して、以下のような点が見出された。これらの背景に応じた支援について述べる。

●視線や指さしなどの非言語情報を読み取る能力　指示詞の理解実験で、光騎さんは話し手の視線のみならず、指さしが対象を指示しているという話し手の意図を理解できていない様子が観察された。このことは、適切な言語の学習を妨げ、語用論における特異性とも深く関わってくる可能性がある。ことば以外の視線や指さしといった非言語情報にも、話し手の伝達意図が含まれているということを、日常生活のなかで、その都度、意図的に伝えていくことが必要である。しかし．このような支援のみでは十分といえない。ASD の語用論における特異性は、杉山（2004）によれば、社会性の問題に直結するものである。つまり生来的に人間よりもモノに対する興味のほうが強いという ASD の対人志向性の乏しさが影響を与えている。したがって、対人志向性への働きかけが重要と思われる。

●言語獲得の基礎になる対人志向性　典型発達児は、非言語情報から話し手の伝達意図を読み取ることを無意識的かつ自動的に行っている（伊藤，2017）。神尾（2004）によれば、典型発達児は発達初期に対人交流に没頭しているといっても過言ではなく、遺伝と環境の両要因が対人認知の発達に濃密に促進的に関与する。このような養育者とのやりとりのなかで典型発

達児は、自分が笑えば他者も笑い、他者が笑えば自分も笑うといった経験を通じて、他者と自分との間に生じる情緒的体験の一致を意識するようになっていく。Trevarthen & Hubley（1979）は、経験を分かち合っているというこのような意識の芽生えを、間主観性（intersubjectivity）と呼んだ。Werner & Kaplan（1963）は、発達のこの時期の特徴は、原初共有状況（primordial sharing situation）であるとして、人生の最早期に現れる情緒的経験の共有能力は、これに引き続いて発達するモノや出来事についての経験の共有能力の、不可欠な土台と考えられるという。Snow（1999）も、養育者との相互行為によって伝達能力が発達していき、ことばを発する以前の段階では、視線や指さしといった身振りによって、典型発達児は意図を伝えると述べている。

　他方、幼児期に1人遊びの多かった光騎さんのように、ASD児は生来的に対人志向性が乏しく、ことばを他者との関わりのなかから学ぶというより、ビデオやテレビから学ぶ傾向がみられた。ASD児は典型発達児のように情動共有経験が成立されず、自己と他者の情動の随伴性を検出する能力も発達させることができない（Mundy et al., 1993）。そのため、ASD児は他者と経験を分かち合わないまま、言語を獲得してきた可能性が大きい。

　これらのことから、ASD児の支援において、その場に即した適切な言語や話しことばの獲得といった表層的行動を扱うだけでは十分といえない（Prizant & Whetherby, 1985）。生来的に対人志向性が乏しいという彼らの特徴に配慮しつつ、言語獲得の基礎になる対人志向性を高めるような環境を発達初期から保障することが、ASD児の語用論的能力への支援において必要といえよう。具体的には、ASD児が関心を示して遊んでいる遊びの文脈に沿いながら、関わり手がその子の意図を推測し、反応を返すことが重要である（伊藤・西村, 1999）。例えば、ミニカーを並べて遊んでいたら、一緒に並べるのを手伝ったり、「きれいに並んだね」と声をかけたりしてみる。このことから、ASD児にとって明瞭な遊びを他者と一緒に行うという状況が生まれれば、共同注意ややりとりの開始などの基本的社会行動が不十分でも、他者との経験の共有は可能といえる。ASD児が他者

とのやりとりの経験を積み重ね、互いの気持ちを伝え合うなかで、ことばを獲得していくことが重要である。

●話し手の心情を推測する手がかり　発話意図の推測実験において、発話意図を推測するうえで手がかりとなる情報を明確にした映像であれば、ASD児も典型発達児と同様に発話意図を推測できた。また、話し手の心情推測実験において、コミュニケーションや社会的スキルおよび想像力といった社会生活への適応に重要な項目にASD特性を多く持つ者は、一貫して言語情報のみや非言語情報のみ、および状況情報のみといった単一の手がかりを使用して心情を推測していた。そのため、個々の手がかりを取り出して、個別に読み取りのトレーニングをするということと合わせて、以下のことが重要と思われる。

　発話意図や心情を推測するうえで参照すべき情報は、日常の自然な会話場面では通常様々な情報のなかに混在しており、自ら発見しなければならない。そのため、支援に関しては、日常生活で話し手の発話意図や心情を推測するうえで、潜在的に存在する重要な手がかりとなる情報を自発的に発見し、その利用を促す学習が必要と考えられる。例えば、友達の冗談が通じなかった光騎さんの場合、「馬鹿だなあ」ということばのみに着目するのではなく、その友達の表情や声のトーン、会話の場面状況といった手がかりから発話意図を推測するよう促すといった学習を日常から心がけるようにする。

　また、日常のなかの支援という点で、Willcox & Mogford-Bevan（2000）は、5歳のASD児の会話分析を行い、語用論上の問題を特定し、それへの適切な応答を日常場面で指導したところ、問題を減少させることに成功した。日本においても高橋（2005）や大井（2004）などが同様の支援を実施し、日常会話での一定の成果を報告している。これらのことから、熟達した専門家の助けを得つつ、養育者をはじめとする周囲の者がコミュニケーションの行き違いやトラブルなどの機会を利用して、発話意図推測の複数の手がかりの提示や適切な応答といった支援を日常生活のなかで実施することは大きな成果が期待される。

注

(1) 統語論とは、文中の単語・語群の配列様式とその機能の解明などを研究対象とする学問である。意味論は、文字通りの語や文の意味を研究対象とし、実際に言語が使われる文脈はあまり考慮しない。

(2) 直示（deixis）は、あらゆる対象物の指示方法を話し手の立場から究明する。推意（implicature）は、明言されていないにもかかわらず、実際の会話の場面でプラスαとして働く言外の意味を扱う。言語学で用いられる前提（presupposition）は、発話が文脈に基づいて適切となるための必要条件であり、発話のなかで話し手・聞き手が共通に了解していることである。語用論の対象である言語行為（speech act）は、間接的言語行為や皮肉や隠喩といった非字義的言語行為であって、字義通りの言語行為は意味論の対象である。丁寧さ（politeness）とは、常に進行状態にあるプロセスであり、社会的に期待され、要求された行動の規範である。

(3) 指示詞は日本語の場合、現場指示、知覚指示、観念指示、文脈指示などの用法がある。現場指示用法は、基本的には、話し手と聞き手が同一の空間に共存する場において、多くの場合、視線や指さしなどの非言語情報を伴いつつ、話し手が現に知覚していて聞き手にも知覚されるはずだとする事物をコ・ソ・アで指す用法をいう。知覚指示用法は、他にその実態を示すことなく自分が知覚している事物を指す用法であり、特定の聞き手を想定した表現でないという点で現場指示用法とは異なる。この用法においては、内言や独白にみられるように、視覚で捉えている山を「あの山」、「この山」というような表現を使う。観念指示用法は、他にその実態を示すことなく自分の観念のなかにある事物を指す用法である。それに対して、観念のなかにある事物を指すという点では同じであるが、その実態が文脈に明示されているのが文脈指示用法である。例えば、「あの件はどうなりましたか」などと言うように、話し手が観念に思い浮かべているものを「あの件」と指すような場合の指示詞の使い方が観念指示用法である。

コラム② コミュニケーションがうまく成立しないのは、誰の責任？

　ASD の社会的コミュニケーションの困難は、典型発達で通常行われているコミュニケーションが要求される環境で生じる困難（明地, 2019）といえる。典型発達児・者が多数派を占める実際の生活では、状況により多様な意味を有する発話を解釈するうえで、参照すべき様々な情報を自ら発見し統合することが不可欠である。しかし、ASD 児・者は、情報を統合する中枢神経系統の機能不全があるため、知的能力や言語能力の高い場合でもコミュニケーションに難しさがある（Frith, 2003, 2005; Tassini et al., 2022）。

　情報統合のほかにも、ASD と典型発達での対人的情報に対する感受性の相違もみられる（Chawarska et al., 2012 など）。注視点計測装置を用いた研究で、社会的な相互作用がない映像やイラストでは、ASD 児・者と典型発達児・者で注視パターンに差は認められないが、社会的な相互作用がある場合のみ差が認められる（Klin et al., 2002; Speer et al., 2007; Tassini et al., 2022）。

　これまでは ASD 児・者に対して、典型発達児・者に近づけるような介入や指導が行われがちであった。しかし、本人が納得できずに行う振る舞いは演技であり、日常生活でそのようなことが続けば、その ASD 児・者は自分自身を否定して生活することになってしまう（萩原, 2014）。典型発達にみられるコミュニケーションにも、ASD にみられるコミュニケーションにも、それぞれ長所と短所がある。前者はうまく情報が伝達される限りにおいては効率がよい。しかし字義以外の情報が省略されている点では曖昧性を有し、様々な解釈ができるという危険性をはらんでいる。一方後者は、厳密な手がかりの表出や読み取りが必要であり、曖昧性が低い情報伝達が行える（明地, 2019）。また ASD 児・者の対人的情報に対する感受性の低さは、短所ばかりではなく、他者からの同調圧力を過度に受けにくいという長所にもなる。社会における少数派である ASD 児・者のストレスを軽減し、社会適応を促進するには、多数派である典型発達児・者とのコミュニケーションにおいて、双方が互いの長所と短所を認め合い、個々の相違点と共通点を把握したうえで特性を長所として活かせるような配慮や支援が欠かせない。

第2部
自分に気づく

第3章
自分の成功・失敗の理由はどこにあるか
――原因帰属

　本章では、注意欠如多動症（Attention-Deficit / Hyperactivity Disorder：以下 ADHD）の建一さんの事例について、主に小学校から中学校にかけての様子を紹介する。小学校中学年以降、自分の思い通りにならない場面で、友達や先生を非難することからトラブルが多発していたが、中学生になると、何かに失敗すると、周囲の人ではなく自分を過剰に責めていくようになった。この自己認識のプロセスを、本章では、物事の結果や行為などの事柄の原因を何に求めるのかという原因帰属の変容から捉えていく。また、建一さんは薬物療法を受けており、「薬を飲む」自分と原因帰属との関連もふれる。最後に、二次障害に移行させないために、原因帰属スタイルに関する心理教育的支援を行うことの意義について述べていく。

●事例　建一さん

診断名：ADHD
　乳幼児期には、運動発達・認知発達・社会性の発達について、特に健診などで指摘されることはなかった。幼稚園入園後、年中時よりたびたび友達とのけんかが園から報告されることが増えてくる。小学校では通常学級

在籍で、学校の成績は、国語の漢字の書き取りのみは丁寧さを欠いていることから×をもらうことが多かったが、それ以外の文章題や算数の計算問題などはいつも満点であった。

　小学3年生のときのある朝の光景。まだ朝ご飯の最後のひとくちをもぐもぐと噛みながら、「行ってきまーす」と玄関で靴を履きかけている建一さん。その建一さんの後頭部が寝ぐせのままピンとはねているのを直そうと、母親が手櫛で頭をなでながら、「走っていかないと間に合わないよ。気をつけてね、この前も車にぶつかりそうになったんだからね！」と声をかける。「ランドセルちゃんと閉めて」と母親が言いかけたときには、建一さんはすでに玄関から走り出している。ランドセルのふたがきちんと閉まっておらず隙間から丸まった画用紙の端が飛び出したままで、走るたびに左右にふたが揺れる後姿を母親は見送る。これが毎朝の定番の送り出しの風景だ。そして、何とか時間に間に合う（学校までダッシュし続ければ）ことを見届けて、母親は小さなため息をもらす。その肩がふっと下に落ちるように動く。

　建一さんは、1年前の小学2年生の秋に、病院の発達相談外来でADHDの診断を受けた。ご両親の話によると、幼稚園のときから、水飲み場で順番に待っている他の園児の列を無視して、「ちょっとどいて！」と割り込むことが多々あり、最初のうちは「だめだよ！」「ずるーい」などの非難の声が、周りの園児から挙がっていた。しかし、そのようなことが繰り返されて数ヶ月たった頃からは、そのような非難の声は少なくなり、ルールを逸脱する建一さんのふるまいは"許されている"存在であった。「建一君は横入りしたのに、どうして怒らないの？」と尋ねられた回りの園児たちは、「あの子はね、言っても分かんないからね、特別！」「建ちゃんは赤ちゃんだから」という答えが返ってきた。他にも、友達が砂場で作った土の山をいきなり手でパンチし壊してしまうことなども頻繁にあったが、このようなことについても、周囲は「仕方ないなあ」というあきらめにも似た反応であった。そして、小学校入学後、特に始めの2ヶ月間は、授業中でも黒板の右横の掲示板に貼ってある給食メニュー表がふと目に入ったのか、「あ！　ちょっと今日の給食見てくる！」と教室から飛び出していくよ

うなことが続いた。その都度、担任の先生が建一さんの後を追って教室を離れるため、教室には他の児童のみが残され、授業が中断することも少なくなかった。

　病院の診察室で、このようなエピソードを話すご両親の言葉をたびたび遮って、建一さんが自分の言い分を伝えてくる。順番割り込みエピソードは、「だって、順番に並んでからにしようって、先生言ってなかったもん」「みんなもぐちゃぐちゃになってて並んでなかったから」等、建一さんなりの言い分があるということを必死に訴えていた。

　小学3年生の秋。この学年の毎年のメインイベントは太鼓の発表会である。建一さんは太鼓が大好きで、とても張り切っている。もともとこの地域では伝統的に太鼓が盛んであり、太鼓の発表会で舞台の最前列に並ぶポジションを取ることはとても誇らしいことであった。学級会で、この最前列メンバー3人を決めるに当たって、人気が高いことから、希望者のなかから投票で決めることになった。希望者は15人＝32人クラスの実に半分が希望するという人気ぶりである。3人ひと班ごとに演舞をして、クラス全体で投票して決めることになった。希望者の1人として手を挙げた建一さんも、皆の前で頑張って太鼓を披露した。「このクラスのなかで多分僕が一番くらい上手！」と家ではいつも自慢げに話しており、その日も自信満々の様子であった。しかし、投票の結果、建一さんの班は選ばれず、そのポジションを得ることができなかった。先生が、「それでは」と結果を言いかけたそのとき、「大体こんな曲を選んだ先生が悪い！」と建一さんが言い始めた。さらに「僕はこの班になってしまって運が悪かったんだ」と、一緒に太鼓をたたいた同じ班のメンバーへの不満の言葉を発しはじめ、結果を受け入れようとしなかった。

　この太鼓エピソードのような、自分はその役割を果たすことができるという自己評価と他者からの評価とのズレに建一さん自身が戸惑い、納得がいかないといったエピソードは中学校に入るまでいくつも続いた（クラス委員・修学旅行の班長・卒業式でのあいさつをする代表の選出等）。このような共同作業ではない、学校のテストにおいても、自分の点数が低いことに対して、いつも「こんな問題が出るなんて思わなかった、誰が作ったん

だ？」や「テストのとき、隣のクラスがうるさかったから気が散ったんだよなー」と言っていた。

　学校でのトラブルが絶えないことから（怒りを抑えることができず、ものを投げつけたりすることもみられた）、その頃通院していたクリニックでは薬を処方されることとなった。薬を飲むことについて、建一さんには「イライラ虫が頭のなかで暴れるタイプのようだから、そのイライラ虫が静かになるようにこの薬を飲んで、先生と一緒にやっつけよう」と、医師からの説明をうけていた。

　中学校以降、これらの様相はだんだんと変わっていった。自分が失敗したときに以前のように周囲を責め立てるようなことはほぼなくなっていった。ひと学年5クラスで行われたクラス対抗陸上大会で優勝を逃がしたときには「俺がいるから優勝できなかったと思う」とつぶやいたり、数学テストの成績で47点を取ったときには、「もともと頭悪いから、多分頑張ってもこれくらいじゃないかな」と先生に言っていた。ある日、建一さんは、友達2人と一緒に映画に行くと言って出かけたが、2時間くらいで帰ってきた。親が事情を聞いたところ、途中でけんかをして映画館に着く前に友達とは別れたと言い、「テストの成績も悪いし、運動でもクラスみんなの足をひっぱってるし、今日は友達とけんかするし……俺は何をやってもうまくいかない」とすっかり落ち込んでいた。担任の先生や親から見ていても、学習においては点数が低い科目もあるが、それはどの教科もということではなく、また、友達関係においても誰ともうまく関係を作ることができずいつも孤立しているわけではないにもかかわらず、である。

　小学校のときに処方された薬は、中学校でも引き続き飲み続けていた。薬を飲むことについては、飲み始めた小学3年生の冬頃から中学校に上がるまでは特に何も言わなかった建一さんだったが、中学1年生の夏頃から、「この薬を飲まなかったら、僕はどんなふうになるんだろう」という疑問を口にするようになった。中学2年生のときは、学校でのトラブルはほとんど目立たなくなった。そのような状況のなか、病院で主治医に「小学校のときみたいに学校で騒いだりしなくなったのは、薬のおかげなのですか。一体いつまで薬を飲み続けなきゃいけないんでしょうか？　大人になって

もずっと飲まなきゃいけないのですか？」という疑問を投げかけていた。

●事例を研究知見とつなぐ
──原因帰属の観点から事例をみる

●抑うつ原因帰属スタイル　何かがうまくいったとき、反対にうまくいかなかったとき、人はなぜこんな結果になったんだろう、逆にうまくいったのは何がよかったのかなと考える。このように、その結果や行為など事柄の原因を何に求めるのかという原因帰属について考えてみよう。原因帰属は、抑うつ傾向との関連が報告され、学習性無力感（learned helplessness）仮説が重要視されてきた（Abramson et al., 1978）。具体的には、抑うつ傾向の強い人は、成功経験に対してその原因を変動的で外的で特殊的な要因に求めるといった“正の抑うつ的帰属スタイル”を示し、また、失敗経験に対しては安定的で内的で全体的な要因に求めるといった“負の抑うつ的帰属スタイル”を示す（Rucklidge et al., 2007; Niederhofer, 2008）。前者の成功経験に対する例としては、「試験がうまくいったのは、今回試験の問題がたまたま易しかったから運がよかった」ということで、後者の失敗経験に対する例としては「試験で成績が低かったのは、自分にはもともと能力がなく、どんなことにおいてもそうだし、今回に限らずいつものことだ」などがこれにあたる。

　これを上述の建一さんの事例と重ねて考えてみよう。幼稚園時の順番割り込みエピソードにおいて、「だって、順番に並んでからにしようって、先生言ってなかったもん」「みんなもぐちゃぐちゃになってて並んでなかったから」等の発言は、順番で並ぶことを伝えなかった先生に対して、および並んでいなかったみんなに対して、自分の行動の原因を帰属している。建一さんの思いをシンプルに言い換えるならば、「自分は悪くない」、つまり、自身の行動の原因は自分にあるのではなく周囲という外的なものに対する原因の帰属である。このような外的帰属スタイルは、小学3年生の秋の太鼓の選出エピソードにも共通している。太鼓で希望していたポジションに選ばれなかった建一さんが発言した「大体こんな曲を選んだ先生が悪い！」「僕はこの班になってしまって運が悪かったんだ」は、先生や班の

メンバーなど自分の外にある者に対する原因帰属、つまり外的帰属スタイルの様相を示した内容と言えるだろう。

●発達とともに変容する原因帰属　小学校から中学校に至る発達過程のなかで、原因帰属の様相はどのように変遷していくのだろうか。異年齢間での原因帰属スタイルの発達特性を比較した研究も複数みられる（Johnstone & Lee, 2005）。建一さんの場合、中学以降には外的帰属スタイルはみられなくなった。逆に、失敗に対しては内的な帰属スタイルに変容していったことが見てとれる。これが、"負の抑うつ的帰属スタイル"である。陸上大会で優勝できない・数学テストの得点が低い友達とのけんか別れといった失敗（＝負）に対して、「もともと悪いから」という自身の「内的」特性に帰属させ、さらに「多分頑張ってもこれくらいじゃないかな」という自分ではコントロールすることができない「統制性」の低さを感じている。さらには、「何をやってもうまくいかない」という建一さんの言葉からは、特定の領域に限定することなく自分のありよう「全体」に対する自己評価への変容をうかがうことができる。これから先もずっと自分はこうなんだ、となれば、これは「安定性」に関する帰属となる。うまくいかなかったことに対して、「内的」な特性として、自分には「統制」することができず、一部ではなく「全体」的なもので、これから先もこの傾向は残念ながら変わることのないという意味で「安定」したものとして捉える。これが「負の抑うつ帰属スタイル」である。表には、「正の抑うつ帰属スタイル」と対比させている。失敗の原因を自分の特性から来るもので、自分ではどうしようもなく、全てにおいてこういう自分であり、時間を経ても今後続いていくという帰属スタイルは、どのように作られてくるのであろうか。

　社会的関係のなかで仲間から拒絶されてきたといったような失敗体験にさらされ続けてきたADHD者において、彼ら（彼女ら）の原因帰属スタイルは、その後何かを行う際にそのことがうまくいくはずだという自己効力感や、成功するかどうかという結果の予想に影響を及ぼしていることが報告されている（Kaider et al., 2003; McQuade et al., 2011）。事実、二次障害が固定化している時期と考えられる成人期のADHD者を対象とした

表1　抑うつ原因帰属スタイル

帰属	上手くいかなかったとき ➡負の抑うつ原因帰属スタイル	上手くいったとき ➡正の抑うつ原因帰属スタイル
内在性／ 外在性	【内在】 自分の能力が低い	【外在】 自分がよかったわけではない まわりがよかった
統制性／ 非統制性	【非統制】 自分ではコントロールすることができない 自分の頑張りではどうしようもない	【非統制】 自分が頑張ったからではない たまたま運がよかっただけ
全体性／ 特殊性	【全体】 これだけがうまくいかないのではない どんなこともうまくいかない	【特殊】 これがうまくいくだけ どんなこともうまくいくわけではない
安定性／ 変動性	【安定】 これからもうまくいかない	【変動】 これからはうまくいくとは言えない

Rucklidge（1999）では、失敗に対して内的・全体的・安定的なものとして帰属するという、まさに負の抑うつ的帰属スタイルがみられることを明らかにしている。そして、この背景に子ども時代に感じてきた無力感の広がりがあることを指摘し、より早期の ADHD の診断と介入の必要性を強調している。また、成人期 ADHD 者では、問題状況に対して全体的・統制不可能に帰属し、恥ずべきものとして捉えていることが指摘されている（Varma & Wiener, 2020）。このように、原因帰属は自己統制感や自己効力感と関連が深く、この様相を検討することは、二次障害としての抑うつ傾向を示す ADHD 者への心理教育的支援において重要な知見を提供することができると思われる。

　ADHD 児・者にみられる衝動性・多動性は、児童期には顕著であったものが、思春期・青年期に至る過程のなかで収まってくることが多く、混合型から不注意優勢型への移行がみられるようになる。その一方で一部には、環境調整の不適切さなどにより二次障害が顕れてくる事例もみられる。この二次障害については外在化する障害と内在化する障害とに分けること

ができる。外在化する二次障害への状態像の移行は斉藤・原田（1999）が指摘する"DBD（Disruptive Behavior Disorder）マーチ"とも呼ばれ、反抗挑戦性障害や行為障害の状態像を示す。内在化する障害とは、年齢が上がるにつれ不安や被害感の高まりなど抑うつ傾向を増すという経過（榎戸, 1999）をたどる。このような二次障害へ移行させないために、原因帰属からのアプローチは支援のポイントの１つである。

●肯定的錯覚バイアスと原因帰属　先行研究において ADHD 者の原因帰属研究の意義として指摘されている内容をまとめると、大きく以下の２つの流れを挙げることができる。１つめの研究の流れは、自己認識が肯定的か否定的かということが、原因帰属とどのように関連しているのかという観点からの研究である。建一さんはどのような自己認識を持っていたのだろうか。小学３年生のときの太鼓のエピソードでは、太鼓が好きというだけではなく、建一さん自身、自分がそのポジションを獲得する実力があるという自己評価であり、このことは家で「このクラスのなかで多分僕が一番くらい上手！」と目を輝かせながら言っていた姿からもうかがうことができる。このエピソードからは高い自己評価であると言えるだろう。しかし、実際は、ここで示されたような自己評価ほど、周りからの者評価は高くはなく、ここには両者のズレ（自己評価＞他者評価）がみられていた。そして、自己評価と他者評価のどちらが高いのかという様相は、中学校になったときには逆転していた。具体的には、他者評価よりも自己評価が低いといった、小学校のときとは逆の両者のズレ（自己評価＜他者評価）がみられるようになった。

　先行研究において ADHD 者の自己認識の様相については、以下の２つの矛盾した結果が示されてきた。１つは、抑うつ状態と関連が深い否定的な自己評価や自尊心の傷つきを指摘しているという結果である（例えば、佐藤・赤坂, 2008; 中山・田中, 2008）。クラス対抗陸上大会で「優勝できなかったのは自分のせい」、「もともと頭悪いから」頑張る意味がない、「俺は何をやってもうまくいかない」と自分のことを語っていた中学生の建一さんは、まさに否定的な自己評価を示していると言えよう。一方これと対

立する結果としては、他者からの評価に比べて過大に肯定的な自己評価を
するという「肯定的錯覚バイアス the positive illusory bias」（Hoza et al.,
1993; Wiener et al., 2012）が指摘されている。建一さんの事例で言うならば、
太鼓のエピソードにおける自己評価と他者評価とのギャップがこれに当た
るだろう。

　上記の自己認識における2つの研究結果は自己評価が肯定的か否定的か
といった観点からみると異なる結果となっているが、自己認識の「歪み」
という点からすると共通している（過度に高い自己評価か過度に低い自己評
価は、「過度」という点で共通している）。この自己認識の歪みがADHD者
自身の心理的不適応感をもたらしている（例えば、否定的な自己評価が抑う
つ状態をもたらすなど）。肯定的錯覚バイアスの存在が考えられることをふ
まえると、一見矛盾して見える先行研究の知見、すなわち成功状況で内在
性への帰属が高いという結果と逆に失敗状況で外在性への帰属が高いとい
う結果は、その背景に、失敗体験から生じる自尊心の傷つきから自身を守
ろうとしているADHD者特有の心性が共通して存在していることが見え
てくる。

　そしてADHD者の心理的不適応感は自己評価や自尊感情の高低のみで
はなく、原因帰属スタイルと関連があることが指摘されている。例えば、
肯定的錯覚バイアスのように過度に自己評価が高くなると、何らかの問題
が自分に生じたとしても、その自分の問題点の原因を「相手のやり方が悪
かったから失敗した」など外的な要因に求める。そして、自分の問題点を
修正するために自身のありようを変えようと努力する動機が低下し（Hoza
et al., 2001）、結果的に問題が修正されることはなく、ADHD者の友人関
係構築の困難さを生じさせることが指摘されている（Hoza et al., 2000）。
このように、ADHD者の支援において、原因帰属の観点がなぜ重要なの
かの理由として、ADHD者の二次障害への支援を考える際には、自己評
価のみではなく、原因帰属スタイルの様相をも把握することが必要である
ということができる。

●薬物療法と原因帰属　先行研究においてADHD者の原因帰属研究の意

義として指摘されている内容の2つめは、薬物療法との関連から原因帰属に関する研究の重要性を述べたものである（Pelham et al., 2001, 2002; Barrilleaux & Advokat, 2009）。Ohan & Johnston（1999）は、薬物療法の効果については、原因帰属の様相が変容したかどうかを追求しなければその有効性を主張するには不十分だとし、薬物療法と原因帰属の変化との関連を重視した立場から検討している。建一さんは、小学3年生のときから「イライラ虫が静かになるように」薬を飲み始め、当時は特に薬を飲むことへの疑問をぶつけることはなかった。しかし、中学生となり学校生活は落ち着いて安定している状態は薬による効果ではないのか、薬を飲まなくてはいけない自分とはどのように考えていけばよいのかと主治医に尋ねるようになった。これは、薬物療法により行動コントロールが促され、その結果自己評価が上がったとき、これは自分の努力の成果なのか自身ではなく薬の効果なのかといった原因帰属に関する問いだと言えるだろう。

　「薬を飲んでいるから、うまくいった」と帰属することと、「自分で行動をコントロールする力がついたから、うまくいった」と帰属することとは、同じように自身の行動コントロールが高くなったとしても、その意味は変わってくる。そして前者の場合には、「薬を飲まなければうまくやっていけない自分」として認識するために自己統制感を感じることができず、なかには、服薬によって状態像は安定したものの自尊感情においては悪化を示すものさえみられている（Dupaul et al., 1996）。このように薬物療法の有効性は、自身の行動コントロールができるようになるなどの行動変容が促されたかどうかという観点とともに、それらの行動変容が生じたことに対する原因帰属スタイルの在り様の変容（Niederhofer, 2010）という観点に注目し検討する必要がある。

　また、薬物療法におけるADHD者自身の服薬への同意の低さとの関連から、原因帰属を検討することの重要性も指摘されている。つまり、自身のパフォーマンスを障害特性に原因帰属させることによって、薬物療法に対する同意を促すことができるという点から、原因帰属に注目すべきだということが指摘されている（Kaider et al., 2003）。具体的には、自分の行動がADHDという障害の1つの症状として生じていると認識し、障害特性

に原因を求めるならば、その障害特性を抑制するための薬物療法という位置づけとして服薬への同意が促される。一方、周囲の関わり方や発達的な未熟さに原因を求めるならば、環境調整や"様子をみる"といった対応が優先され服薬への同意は低くなる。このように、自身の特性が何に原因帰属するのかを考えることは、自分の障害の受け入れとその程度を理解したうえで薬物療法を開始するための重要な最初のステップであること（Kaider et al., 2003）が指摘されている。

●支援のポイント

●自己評価と原因帰属との関連　上述したように、ADHD の自己認識研究では、自己評価は過度に高いものと低いものとがみられ、一見矛盾した結果が示されている。これらの結果からのみ心理的不適応との関連を一義的に論じることは十分な支援につながらず、原因帰属スタイルの観点から検討する必要がある。なぜなら、自己評価が低くても、問題の原因を過度に内的な要因に帰属させなければ抑うつ状態を予防できるし、自己評価が高くても失敗状況でその原因を外的な要因ばかりに帰属させると、周囲からの評価とのズレによって良好な対人関係を失うことになるからである（例えば、「自分には能力があるのに周りは分かってくれない」など）。したがって心理的不適応感と関連する自己認識の歪みを修正するためには、原因帰属スタイルの様相をも合わせて支援を検討する必要がある。

●失敗状況と原因帰属　負の抑うつ的帰属スタイルは、上述の"DBD（Disruptive Behavior Disorder）マーチ"で指摘されてきたように、内在化する二次障害としての抑うつ傾向が学習性無力感と関連しているという見解と一致している。したがって、失敗体験などに対して、その原因を意味づけする際には、自己統制感や自己効力感がなくならないような原因帰属の観点からの心理教育的支援が求められる。
　発達的変容を内在性の点からみると、児童期・青年期前期では否定的状況に対して内在性が低いという結果となり、負の抑うつ的帰属スタイルは

みられないが、成人期になると、逆に内在性が高くなり、成人期に至る発達過程のなかで、負の抑うつ的帰属スタイルが形成されていくとされている（田中, 2013）。したがって、内在性の観点からみられる原因帰属スタイルの変化は、二次障害への移行を表す1つの指標と考えられ、この移行時にはより一層の心理教育的支援をする必要がある。

　一方、同じ成功状況に対する帰属でも、失敗を体験した後の成功では、外在性の高さがみられた（Hoza et al., 2000, 2001）。つまり、失敗したあとに成功したとしても、その成功体験に対して「自分が頑張ったからではない、周りが良かった」「自分の能力が高かったわけではない、たまたま周りの人に助けられた」など、自分ではなく外的な要因に原因を求める。したがって、このような正の抑うつ的帰属スタイルを低めるためには、できるだけ失敗を体験させずに成功体験のみをより多く積み重ねていくことが有効であるといった臨床的示唆を得ることができる。ADHDの子どもにとっては「失敗から学ばせよう」というスタンスではなく、成功体験を積み重ねていくことのほうが有効であるということだ。

● ADHD児・者にとっての「適応的」な原因帰属　原因帰属研究は、学習性無力感仮説との関連からすると、「失敗状況の原因を努力不足に帰属した場合は、次に向けて努力をしさえすれば物事は肯定的結果につながるという確信のもと、努力しようとする動機づけとなる」という点で、"このような原因帰属スタイルは「適応的」である"という前提に立って原因帰属を論じている。そしてさらにその前提となっているのが、「努力は統制可能である」ということである。

　しかし、そもそもこの前提がADHD者にとっても当てはまるのだろうか。多くの失敗にさらされてきた強い体験から、努力は成功とは関連しないことを学習してきており、ADHD者にとっては努力を統制可能なものではなく統制不可能な特性としてみなしているかもしれないという解釈も指摘されている（Milich, 1994）。上述したように努力帰属型であるにもかかわらず課題の途中放棄が多かったという事実や、失敗後の成功に対して内在性への帰属（＝自分が努力したからという帰属をしない）が定型発達児

よりも低いという結果（Milich & Okazaki, 1991; Milich, 1994; Hoza et al., 2000, 2001）は、まさにこのことを物語っている。このように従来定型発達児・者を対象とした研究のなかで主張されてきた"適応的"スタイルだとされてきた原因帰属スタイルが、ADHD者にとっても本当に当てはまるのかということ自体を問い返すことが重要である。Milich（1994）は、原因帰属訓練の内容として、"努力に帰属させる"ことと"統制可能なものとして認識する"こととは別であることを強調している。つまり、努力帰属型であれば動機づけが高くなりその後の努力継続へとつながるという、これまで「適応型」とされてきた帰属スタイルは、障害特性ゆえにいくら努力してもなかなか注意のコントロールがうまくいかないという体験の積み重ねを持ったADHD者にとっては、同じ意味を持たないことになるのである。

　親や教師などからの「やればできるんだから、頑張って」という激励に対して、「『やれば』って簡単に言うけど、その『やれば』ってことが難しいんだ」と答え、"やればできる。できないのはやらないから（＝努力しないから）"といった図式に納得がいかず不満を口にし、"やればできる"という周囲からの激励が動機づけにはつながっていかないADHD児に出会うことも少なくない。以上のように、ADHD者にとっては努力は必ずしも統制可能なものとして捉えられているわけではないということの認識が重要である。

　ADHD者においては定型発達児・者と同様の適応的スタイルがあるわけではないと言える（田中, 2013）。ADHD者にとって、何が「適応的」な原因帰属スタイルなのかは、努力が統制可能なものとして捉えられているかどうかや、自己防衛的な原因帰属の存在があるかどうかによって異なってくる。したがって、従来指摘されてきた無力感仮説に単純に当てはめて「適応的」なスタイルか否かを検討するという姿勢ではなく、ADHD者にとっての「適応的」とは何かということ自体を常に模索することが求められる。

●薬物療法の効果と原因帰属　薬物療法を積極的に行うかどうかは、衝動

性の高さなど、自分の障害特性を何に帰属するかが大きく関わっている（努力不足に帰属する場合は積極的な薬物療法にはつながらないなど）。また薬物療法によって自身の行動コントロールが得られた場合、この効果が自己統制感の高まりをもたらすか否かのキーとなるのは原因帰属スタイルによる。つまり、薬物療法を受けた結果、ポジティブな行動変容がみられたとしても、むしろ自己評価が下がってしまう事態にもなりかねないということである。したがって薬物療法などの治療的取り組みを行う際には原因帰属スタイルの様相を捉えることが必要である。

コラム③ 「成功は自分のおかげ、失敗は人のせい」は良くないこと？

　ある受賞者がスピーチで、「この賞はわたしの努力の賜物、私の才能によるものです」と述べたら、どうだろう？　好感度は低くなること、間違いなしである。実際には、「この賞は支えてくださったすべての人のものであり、その方々なしにはありえなかった」という主旨の挨拶が多い。原因帰属スタイルでいうと、外在性への帰属を強調し、その1つである他者への感謝の言葉が述べられる。そして、「今後も頑張ります」のように、安定性や努力への原因帰属にもふれ、最後は今後への決意で締めくくられるのが定番である。

　成功状況に対して内的帰属をしないのは、いわゆる抑うつ的帰属スタイルである。一方で、不祥事を起こした際の謝罪会見などでは、「これはすべて私の責任によるものです」と、失敗状況に対して内的帰属をする発言をよく目にするだろう。いわゆる抑うつ原因帰属スタイルである。

　社会的に "好ましい" とされているのは、実はこの抑うつ原因帰属スタイル＝「成功はみなさんのおかげで失敗は自分のせい」であり、それを他者に対して伝えることこそが社会的スキルである。では、ADHD者がこの抑うつ原因帰属スタイルに陥らないような支援とはどのようなものだろうか。

　第3章では、小学校から中学校にかけて、つまり努力や勤勉さが成功の鍵であることを学習する発達の時期を取り挙げた。しかし、社会の荒波を体験する成人期においては、「努力すれば必ずうまくいくから‼」と声高に主張することや、「成功につながる努力ばかりではない」ことを学んでいないことは、むしろ未熟さに映る場合も多くあるだろう。また、成功状況に対して「運がよかったのだ」とする外在性の原因帰属も、大人になれば偶然性と必然性は紙一重であるという含蓄のある人生観にもつながっていくのではないか。

　「人生って報われることがすべてじゃない。ただ、報われなかった今は、報われなかった今で幸せだな」。2022年北京五輪・フィギュアスケート男子シングルで4位に終わった羽生結弦選手が滑走後に口にした言葉である。どういう原因帰属をするのかよりも、それを自身がどう受け止めるのか、これこそが「自己」のありようを決定するのではないだろうか。

第4章
自分のことを知りたい
──自己認識欲求と告知

　本章では、注意欠如多動症（Attention Dificit/Hyperactivity Disorder：以下 ADHD）の創太さんの事例を紹介する。発達障害者が参加した青年たちのグループのなかで、自分とは何者であるのかということを表現し、他者との対話のなかで深めていった事例である。発達に伴って生じる自己への疑問、それに伴う情報収集行動がどのように生じたのか、その過程における信頼できる他者や安定した集団の存在意義について述べていく。創太さんは幼児期から、多動性や衝動性が強い子どもであり、小学校・中学校では他者とのトラブルが多かった。しかし他者との関係のなかで、自己を客観視する視点が育まれることによって、過去の自分を捉え直し、より適応的な自己の同一性を獲得することを述べる。また、本人が診断告知を受けることの意義について、ネガティブ情報回避欲求との関連、自己概念明確感との関連にふれて、本人告知のあり方について述べていく。

●事例　創太さん

診断名：ADHD

　幼児期の創太さんは、発達が少しゆっくりであったが、言葉の発達に大

きな遅れはなかった。普段から動きが多く、なかでも特に予定の変化や思い通りにならないと感じると咄嗟に暴れたり叫んだりするなど、情動のコントロールの難しさがあった。

　小学校は通常学級に在籍した。字を書くことが非常に苦手で形が崩れやすく、自分自身でも読み取ることが難しいためノートはほとんど取らなかった。口頭での発言内容からは平均的な学力がうかがわれたが、作文や筆記による試験の点数がそれを反映せず極端に低かった。

　ADHD との診断を受けたのは、小学校中学年の頃であった。他の子どもとのコミュニケーションでは、例えば話し合い場面で他の子どもが自分とは違う主張をすると咄嗟に手を出すなど、瞬間的に怒りを爆発させることがあった。落ち着いたときには、他者に手を上げたのはよくないことだと理解し「自分は悪いことをした」と落ち込む様子を見せるものの、また感情が高ぶると自分の言動を抑制することが難しい、といった様子を繰り返していた。

　中学入学後、創太さんは母親の勧めで発達障害がある青年のグループに参加するようになった。このグループは、他者への関心を高めることや、自分の特性を理解するといった自己理解を目的としていた。不登校やひきこもり、いじめを受ける体験といった二次障害が重なっている青年も多く参加していたことから、他者から責められることなく同年代の他者と居られるような居場所としての目的もあった。グループでは、"自分に合う職業は？""学校の自分はどんな人？"といった自分の特性を言葉で語る活動を行っていた。一方で、言葉で表現することが難しい青年もいることから、言葉を使わずに"学校の自分を身体で彫刻のように表現しよう""物を使って自分の今の自分と昔の自分を表現しよう"といった非言語的な活動も行っていた。スタッフは、これらの活動のなかで青年たちの言語的・非言語的な表現から感じたことを言葉にしていった。特に、複数のスタッフで異なった視点で青年たちの表現を捉えることを大切にしていた。以下では、そのグループ内のことを中心に述べていく。

　グループに参加し始めた中学生の創太さんは、自発的な話題は"プラモデルを買った""○○のゲームが発売された""○○に行った"のように、

主に自分の趣味に関する話がほとんどだった。創太さんの趣味は、プラモデルのような一人で行うものもあるが、カードゲームやオンラインゲームなど他者と楽しむものも多く、インターネット上だけではなく実際の友人とも行っていた。グループメンバーとも共通の趣味の話で盛り上がったり、個別に約束してゲームをしたりしていた。グループで学校の話題になると、創太さんは「とにかく勉強は苦手」「俺は無理」と、勉強に対する不得意感を表現し、積極的には話題に入ろうとしなかった。学校での友人関係についてスタッフから聞かれると、実際にあったトラブルの詳細を事細かに説明し、「まじでむかつく！」「次は痛めつけてやる！」と感情を高ぶらせて相手への攻撃的な言葉を並べると同時に、「どうせ俺が悪いって言われる」「俺ができないからって……」「なんで俺っていつもこうなんだろう」のような自分についての発言も少ないながらみられた。

この頃、学校での対人トラブルについて、家庭で母親と創太さんが話し合うことがあった。その際、母親が「あなたはカッとしやすいところがあってそれがAD……」と発言したところ、創太さんは顔色を変えて母親の発言を遮り「そんなことはない！」「カッとするようなことを言ってくる相手が悪いんだ」と全力で否定し、それ以上の話し合いにはならなかった。

高校に進学すると、学校でのトラブルは大きく減ってきた。学校でイライラした話をするときには、以前と同じように攻撃性の高い発言はあるものの、「すんげぇむかついたけど、まぁ、自分の気持ちを抑えて、そこは無視した」のように情動をコントロールしようとしている様子がうかがわれた。グループでは、他者に怒りを感じた場面の話をだんだんと自分から話すことが増えてきた。あるとき、スタッフが「怒ってしまう自分についてどう感じる？」と問いかけた際には、「そのときは思えないんですが、後になってやっちまったと後悔する日々の連続」「後になって母親と話しているときに、こうすれば良かったとか頭に浮かんでくる」と話し、自分の行動を振り返っている様子であった。

大学生になったあるとき、箱や布など様々な素材を自由に配置して表現をする活動をグループで行った。創太さんは、木の棒を空中に浮かせるように持ってほしいとスタッフに伝え、地面にはその場にあった細かいもの

を投げるようにばらまいた。木の棒を自分、投げられた物を「沼」と表現し、「沼」は過去の自分を表しており、木の棒と沼の位置関係が「近いのは混乱なんです」と説明した。その後も同様の活動をグループで何度か行い、2年ほどの間で「沼」のイメージがだんだんと変わってきた。創太さんが、明るい色の素材や柔らかい布などを使用することが増えてきて、そのことについてスタッフが「（沼の）なかがだんだん見えるようになってきたね」と言うと、創太さんは「そりゃそうですよ。見えてきましたから」と答えていた。

　この頃の創太さんは、グループ内での発言も大きく変化していった。頭にきたことなど対人的な葛藤を自分から表現するようになり、他者が発したエピソードに対しても自分なりの評価や考えを伝えるようになった。例えばあるときは、他のメンバーのネット上のトラブルの話を聞き「○○さんは、△△さん（メンバー）に迷惑をかけたいとは思っていなかったんじゃねぇの？」と、トラブルとなった相手の意図を推測した発言をした。またあるときはスタッフが創太さんの対人的な葛藤のエピソードに、「相手は、〜と考えてたんじゃない？」と創太さんとは異なる立場での発言をした際に、「確かにその面もありますね」と納得する様子が見られた。このように、自分や他者について多様な視点から考えることが多くなってきた。

　この頃の創太さんの発言で特徴的なのは、過去の自分を振り返った発言の多さであった。小学校や中学校のときの対人的なトラブルが多かった自分を振り返って、「あのときの俺はやばかった」「気づいたときは殴りかかってた」などと話し、「そんな小学生、どう思います？」のように、スタッフや他のメンバーに質問した。スタッフは「以前の自分を振り返って、今の創太さんはそんなふうに思うんだね」といったように過去の自分を捉える現在の創太さんの想いを受け止め、その変化や変化しないことについて他のメンバーも交えて話を展開していくような関わりを行った。次第に、創太さんは、「あのときは、そうだったけど、まぁ、それも自分ですよ」と過去の自分を含めて今現在の自分を受容するような発言をするようになった。

　あるとき、診断を受けることについての思いがグループで話題になった。

創太さんは自分から、近く病院で診断を受けようと思っていること、就職のことを考えて障害者手帳を取得しようと考えていることなどを話した。「就職するうえでは自分の性格とか、自分がこんな特性だというのを分かっておいたほうが良い」と話し、診断をそのための方法の１つと捉えているようであった。手帳の取得については、「母親と話し合って決めた」と話した。母親によると、「自分の性格や特徴について落ち着いて話せるようになったこと、何より本人が知りたがっていることから、受診を勧めた」とのことであった。

　グループで「どんな人が今の自分の支えか」をテーマに話し合った際に、創太さんは即座に「友人たちもいますし、このグループもあります。そして、特に母親です」と答えていた。創太さんは「支え」について「どんなことがあっても裏切らない人。あのとき（小中学校）の俺の話を聞いてくれる人。トラブルもよくありましたが、それでもずっと一緒にいてくれる」と述べた。

●事例を研究知見とつなぐ
――自己認識欲求と告知の観点から事例をみる

●他者を通した自己認識欲求の喚起と解消　発達障害がある子どもは、その行動特性や典型発達児にはない環境によって様々な自分自身への疑問を抱くことがある。例えば、通級による指導を受けている子どもなら、なぜ自分だけ別の教室で学んでいるのだろうといったように、特別な支援環境に置かれていることが本人の疑問へとつながる。田中ほか（2006）は、このような疑問に着目し、発達障害児（ADHD・ASD）が自分自身に対して抱く疑問の有無とその方向性（自己の特性に対する疑問・特別な支援環境への疑問）について、発達障害児の保護者に対する調査を行った。その結果、ADHD児・ASD児ともに小学校低学年の時期には自分自身に対する何らかの疑問が生じており、小学校高学年になると自己の特性に対する疑問（例えば「なんで僕は勉強ができないんだろう」「なんでいつも怒られるのだろう」）を抱くようになることが明らかになった。中学生の創太さんも「なんで俺っていつもこうなんだろう」と自分に対する疑問を発していた。そ

のような自分の特性の原因を知りたいという欲求は、自己認識欲求と呼ばれる。

　何らかの困難に向き合ったとき、「なぜ自分はこうなんだろう？」と考えることが自己認識欲求である（上瀬, 1996）。上瀬（1996）は「自己に対する認識体系を明確にしたいとする欲求である。この認識体系とは自己に関する知識の総体であり、またそれが構造化されたものである。この自己認識欲求が不明確になった時、自己に関する情報収集行動を促すものである」と説明している。

　自己認識欲求は人間の行動を生起させる心理的な動機づけの一部であると考えられており、自分に関する知識の不足や不均衡な状態を解消するために生じるものである。上瀬の自己認識欲求モデルによると、特に青年期では同一性の拡散といった「自己概念不明確感」を感じやすい。それが契機となって、自己認識欲求が喚起される。自己認識欲求が喚起されれば、情報の収集行動が促進され、自分に関する知識の不均衡状態の解消、すなわち、「自己概念明確感」の形成に至る。ただし、自分のことを知ろうと探索する情報収集行動にすぐに移るわけではない。もし、情報収集行動によって自己評価の低下が予想される場合には、「ネガティブ情報回避欲求」が生起する（上瀬, 1992）。ネガティブ情報回避欲求とは、自分について理解したいという欲求が生じたとしても、理解していった結果として自己評価が低下するのであれば、自分に対するネガティブな情報を回避しようとする欲求のことである。このような自己評価の低下から自己を守るためのシステムも自己認識欲求モデルに含まれる。創太さんの場合も、自分についての疑問を抱きつつ、母親との話のなかで自分の特性について言及されることを咄嗟に否定したことは、このネガティブ情報回避欲求によるものといえるだろう。

　自己認識欲求が喚起・解消されていくモデルから創太さんの事例を考えてみる。衝動性の高い創太さんは、幼児期や児童期に集団内における対人的なトラブルが多かった。手を出すのは悪いことと頭では理解していながらも行動を抑制できないという経験を繰り返すなか、攻撃的な言葉で相手に原因があると主張することで自分を守っていた。同時に、「どうせ俺が

悪い」というような自分自身を責めるような発言もしていた。ASD児は、他者との関係を通した自己理解が典型発達児に比べて低いことが示されている。しかしながら、発達的な変化を捉えていけば、中学生の年齢になると他者との関係を通した自己理解が増えてくることが明らかにされている（野村・別府, 2005）。創太さんの場合は、ASD診断はないものの、他者の視点から自分を理解することが困難であり、それは極端に他者や自分を責めるような偏った発言に表れていたと考えられる。一方、「なんで俺っていつもこうなんだろう」と自問自答することもあり、自己認識欲求が喚起されていることもうかがえた。このような自己認識欲求の喚起が表現されたのは、常に創太さんを理解する人が周囲にいたことが大きいと考えられる。

　上手（2013）は、自分が周囲の他者と違っているという違和感を発達障害者が持ちながら、集団のなかでその違和感を解消できないことによって、集団内で孤立感を深める悪循環に陥ることがあると述べている。創太さんの場合、対人トラブルがありながらもこのような悪循環に陥らない育ちをしたのは、創太さんに寄り添ってくれる家庭、学校の特定の友人、本グループのメンバーやスタッフといった他者との安定的な関係があったからであると考えられる。対人的なトラブルは多かったものの、そのことによって自分自身に対する疑問を抱き、それを発信できる場があり、そして拾ってくれる他者の存在があった。

　創太さんはネガティブ情報回避欲求もみられたため、すぐに情報収集行動に移行したわけではなかったが、一緒に創太さんについて考えていこうと寄り添う家庭やグループが身近にあった。また、学校やグループの一部の友達やメンバーとは、趣味や関心を共有できる関係性もあった。そのような環境のなかで徐々に、創太さんのグループ内における発言は変化していった。高校生の頃になると、自分自身の内的な葛藤について表現したり、過去の自分の状態を振り返る発言をするようになった。大学生の頃には、自分から日頃の対人的葛藤を表現したり、グループのメンバーの話題に対しても他者の立場に立った発言をしたりするなど、他者への関心、他者の意図の多様性への理解が深まっていった。そのようななかで、スタッフや

メンバーに、過去の創太さんのことをどう思うか尋ねたのは、情報収集行動と言えるだろう。

岩本（2018）は、発達障害がある当事者の事例として、「周囲との関係がうまくいかないことをきっかけとした自己への違和感は、読書による自己や他者概念についての知識の積み重ねや、多様な他者の在り方を見て、対話しメンタライジングするという経験を経て、まさに自己と他者の価値観のすり合わせをしていたある瞬間にリアルな自己感が立ち上がったことで解決された」と述べている。本グループでは、他者と自己の共通性や差異性が明確になるような関わりをスタッフが行っていた。岩本が述べるところの自己と他者の価値観のすり合わせを支えていたのが本グループのスタッフであると考えられる。

岩本のリアルな自己感が立ち上がるまでの過程を自己認識欲求モデルと併せて考えてみる。自己への違和感として端を発した自己認識欲求は、知識の積み重ねや多様な他者のあり方などを通して、“自己と他者の価値観のすり合わせ”を経て、“リアルな自己感”である自己概念明確感に到達すると考えられる。創太さんはグループ内で他者の対人的な葛藤に積極的な発言をしていた。その発言は自己の価値観を一方的に当てはめている面もあるだろう。しかし、先述のようにこのグループではスタッフが多様な価値観を提示して、自己と他者の価値観をすり合わせる場を提供しており、そのことによって自己の価値観を相対化することができていたと考えられる。また、創太さんの場合、自己への違和感はあるものの、だんだんと自分の行動を振り返り、自己を対象化することができてきていた。その結果、自分の特性を的確に捉えることができるようになり、「あのときは、そうだったけど、まぁ、それも自分ですよ」といった言葉が示すように自分が明確になってきた（自己概念明確感）と考えられる。

●自己情報収集行動としての自己表現　先行研究では、自己概念不明確感があった場合に自己認識欲求が喚起され、その結果として情報収集行動が促進されるが、それでもなお自己概念の不明確感がある場合はさらに欲求が喚起される、というモデルが示されている（上瀬, 1996）。情報収集行動

の結果、自己概念明確感に至ることによって、その発達段階におけるアイデンティティが確立されていると捉えられる。創太さんの場合、情報収集行動の1つとして、グループで自分について語ることを挙げることができる。創太さんは大学生の頃、小学生や中学生の自分を振り返り、「あのときの俺はやばかったですよ」と述べたり、「あのときは、そうだったけど、まぁ、それも自分ですよ」といったように過去の自分を語ることが多くなっていた。つまり、過去の自分の延長線上に現在の自分を位置づけており、その変化過程全体を自分として捉えていた。中学生の頃の創太さんと比較してみると、第三者の視点をふまえた自己形成ができるようになってきたと考えられる。

　発達障害者には二次障害がみられることが多く、特に青年期に幼児期や児童期における逆境的体験（対人的葛藤体験、集団での不適応、被虐待体験等）を端緒とした二次障害が現れることが明らかとなっている（齊藤，2009）。発達障害者が、幼児期や児童期から抱えてきた葛藤を解消するためには、その葛藤を振り返り、自分なりの意味を付与していくことが重要である。創太さんの例のように、情報収集行動として過去の自分を意味づけていくことは、自己概念明確感の獲得につながる重要な行動であろう。

　不登校を経験した発達障害者が、自身の症状を分析して（いわゆる当事者研究）、自己肯定感を獲得することができたと感じるまでの過程を記述した研究がある（齊藤・山下，2020）。それによると、引きこもりを体験していた時期について、「当時の私は恐怖や怒り、悲しみなど、あらゆる負の感情を混ぜ合わせたような、混沌とした感情に陥っており、またこの一連の経験は現在の自分の思考や感情にも、大きな影響を与えているように思う。こうした感情の濁流の中で、身体的にも精神的にも消耗し、自らの行動の意味、結果、他者の内心や反応、あらゆることがわからなくなり、過去を振り返ることも、未来に思いをはせることもなくなり、ただ、今をもがくことしか出来ない」と記述されている。

　このように不安の高さは、現在の自分の行動や状態への評価づけのみならず、過去の自分との同一性の維持も困難にする。つまり、現在の自己の同一性を保つためには、自身の過去を“意味づける”ことが重要となるの

である。カウンセリングといった臨床場面においては、主として言語的な
アプローチによって"意味づける"ことを行っていく。実際に、発達障害
がある大学生が支援者との間で、自分自身に起きたことを言語化して語る
（ナラティブ）ことが、自分自身の過去を"意味づける"ことにつながり、
自己の対象化の一助となっているという研究がある（西村, 2010）。

　ここで注目したいのは、創太さんの場合、言語的な方法だけではなく、
非言語的な方法によって自身の葛藤を意味づけていたことである。創太さ
んは、木の棒や箱、布など様々な物を使い、「木の棒＝自分」であり、地
面に広がる世界は過去の自分であると表現していた。また、当初は地面も
混沌としており、そこには沈んでいく（引き込まれていく）沼がイメージ
され、過去の自分がまだ混沌としたあり様として表現されていた。しかし、
グループ内で、自身の過去を振り返るようになってくると、「沼」は混沌
さがなくなっていった。過去の自分が"見えるようになってきた"ことに
よって、より明確な自己概念へと変化したと考えられる。このように、創
太さんの場合、言語的な方法だけではなく、非言語的な方法によって過去
の自分を"意味づけ"るという情報収集行動をしていたと考えられる。

●診断の告知がもたらす意味　創太さんの事例では、診断名が本人に伝え
られる機会が２度あった。１つは、児童期から青年期前期（小学生から中
学生）にかけての診断名を受け容れない時期である。もう１つは医療機関
に積極的に診断を受けに行った時期（青年期前期）である。氏家（2018）
が述べるように、本人への診断名の告知（以下、本人告知）については、
「適不適な時期を年齢で断定することは難しい」。本人告知のタイミングに
ついては、発達障害者が持つ、自分自身への疑問という視点から捉えるこ
とができる。

　岩下・菊池（2010）が行った発達障害児（小学生）の保護者に対する本
人告知に関する研究では、本人告知の有無や自分自身に対する疑問の有無、
他児からの疑問の有無が調査された。その結果、本人への告知については、
本人の特性の説明にとどめている保護者がほとんどであり（これは小学生
であるという年齢との関係がある）、特性の説明のみを行っているとのこと

であった。そして、「子どもがどの程度周りとの違いに気づき、自分の特性に気づいているのか」ということに合わせて保護者が対応していく必要性が示されている。このように自分の苦手さや他者との違いへの気づきは本人告知のあり方に影響を与える1つの要因として考えられているのである。

　加えて、このような自分自身のできなさの原因や他者との違いが疑問として生じることについては、「アイデンティティの確立する青年期に増加」しているという指摘（田中, 2015）、発達障害児が持つ疑問は自分自身への疑問だけではなく環境への疑問（例えば、自分だけ学ぶ場所が違っている、親の会に通っているといった環境要因）も生じていることが指摘されている（田中ほか, 2006）。

　創太さんの事例における、診断名を受け容れなかった1度目の時期について、自己認識欲求との関連で考えてみる。上瀬の自己認識欲求のモデルには、先述のとおりネガティブ情報回避欲求のプロセスが含まれている。上瀬の研究は高校生の女性を対象とした研究であるが、発達障害にも広げて考えることができる。発達障害の場合、幼児期から対人トラブルが多かったり、多動・衝動があったりすることによって、集団内での不全感や叱責を受けるなどのネガティブな体験を積み重ねることが多い。この場合、自己評価の低下を防ぐためにはネガティブ情報を意図的に回避することも重要だろう。特に、青年期の発達障害者は、対人的自己を否定的に捉えやすい傾向があるという指摘があり（滝吉・田中, 2011）、よりネガティブ情報回避欲求が喚起されやすい状態にあると言える。中学生当時の創太さんは、診断名をネガティブな情報として認知していた。診断名を受け容れてしまうことは、自己評価の低下につながることが予想され、その結果、診断名というネガティブな情報を回避することにつながったと考えられる。

　創太さんは2回目の診断告知（障害者手帳の取得のために改めて診断を受けたこと）については、将来の自分にとって必要な行動であるという積極的な意味づけをしていた。これは、単に自分にとって利益があるから行動したというだけではなく、診断を受け容れる準備が整っていたと捉えることができる。氏家（2018）によると、本人告知をする際には"告知の準備

性"が重要である。その準備性とは、「本人自身が周囲との違いに気づいたり、本人に困り感があること、診断名や特性について理解できる発達段階に本人があるかということ、支援を実際に受けてうまくいった経験を持つなど」と示されている。創太さんの場合、過去の自分に対する言及から明らかなように、自分の特性を的確に捉えることができるようになってきたことが大きいだろう。すなわち、他者からどのように自分が捉えられているのかといったことを理解しながら、自分を客観的にみる視点によって、より適切な自己理解が可能になってきたことで2回目の診断につながったと考えられる。

●支援のポイント

●自己認識欲求に応える　自己認識欲求が喚起されるとき、自己への疑問が生じていると考えられる。自己認識欲求が喚起されれば、その解消に向けて情報収集行動が生じることになる。このとき、情報収集行動を他者との協働で進めていくことが重要である。青年期の発達障害者が対人的な自己評価をネガティブに捉えやすいこと（滝吉・田中, 2011）を考えると、ネガティブな情報回避欲求は高まる可能性が高い。発達障害者が本人のみで自己の特性を理解していくのではなく、他者から捉えられた本人の特性を通して理解していくことが重要であり、創太さんが経験していたように複数の他者（創太さんの場合はグループのスタッフやメンバー）の視点といった多様性が保たれていることも意義があるだろう。

　青年期後期になると進学・就労といった社会的な場の体験が増えていく。特に、発達障害者の就労に関する領域では、より安定的な就労の継続のためには「自己理解が求められる」という指摘が多い（例えば、篠田ほか[2017]、小笠原・村山[2017] など）。向後（2014）によれば、作業遂行や基本的労働習慣といった職業適性を支えるのは、生活リズムの管理、日常生活のスキル、基本的な対人スキルが挙げられており、これらの基礎として障害理解を含んだ自己理解が置かれている。向後は「自己理解は障害の有無にかかわらず、単独では難しく、経験を通して、また、他者との比較や

客観的な評価の基準、他者の視点を知ることで深まっていく」と述べている。自己理解の必要性は青年期の一般的な課題であろう。ただし、発達障害がある場合は、この他者との比較や客観的な評価、他者の視点取得が難しい場合が多い。支援者はこれらを支える役割を担っており、上瀬（1996）の述べるところの自己概念明確感の獲得を１つの目標として当事者の自己理解を支えていくことが重要であろう。

●集団との関係　青年期は一般的に友人関係が限定されていき、特定の他者から自身の存在を認められることが重要な時期である。発達障害者の場合、幼児期や児童期から集団のなかで傷つくことも多く、思春期には二次障害としての不適応状態が生じていることがある。この場合、不適応を起こした元の集団において成功体験を積むことは困難なことが多く、同年代の子どもから責められずに居られる場を体験すること（廣澤，2016）が重要である。本事例が経験したように、自己の経験や特性を本人が言語化していくだけではなく、その言語化のプロセスで他者の視点が与えられることに意義がある。集団臨床におけるスタッフの役割について、片岡・榮田（2023）は、「スタッフである『聞き手』が加わることにより、即時的なフィードバックが与えられ、自己の語りをメタ認知的にとらえなおす作業になる」と述べていることからも、自己情報収集行動に他者が関与することは重要であると言える。

●告知のあり方　本人告知は、発達障害者が持つ自己に対する疑問への１つの答えである。自己認識欲求が喚起され、自分が何者であるのか、なぜこのような行動をするのか、といった自己の特性に対する疑問が喚起されると、例えばインターネットで検索をする、保護者に疑問を尋ねるといった自己情報収集行動が現れてくる。この段階になると先述の氏家（2018）の「告知の準備性」に示された各要素がそろっているのかについて検討していくことが必要である。本事例で示されたように、告知の準備性が整った段階における告知は、自己概念の明確化、さらには将来への展望へとつながっていくと考えられる。

一方で、氏家は本人告知の準備性と同時に、周囲の準備段階の重要性も指摘している。つまり、主として保護者のような身近な他者が障害を受け容れることの重要性である。従来、子どもの肯定的な自己理解のためには、保護者が子どもを心理的に支えていることが必要であること（佐藤・赤坂，2008）や、自己の良さを子どもが感じやすいやりとりがあること（三浦・滝吉，2016）などが挙げられている。創太さんの場合、最も支えになったのは母親であると創太さんが述べているように、子どもにとって信頼し合える人の存在（三浦・滝吉，2016）が常に身近にあったことが創太さんの肯定的な自己理解の獲得に寄与したと考えられる。このように、本人告知には、本人の準備性だけではなく、周囲の準備性や周囲との関係性も視野に入れた支援が求められる。

コラム④　発達への疑問を持つのは誰なのか？

　第4章では、発達障害がある当事者自身の特性に対する疑問に言及した。このような"疑問"に着目してみると、必ずしも当事者だけの課題ではないことが分かる。当事者の周囲にいる人、例えば、保護者、きょうだい児、クラスメイトなども発達障害児に対して様々な疑問を持つ。「なんでうちの子は言葉が出ないんだろう？」「なんで弟は僕やみんなと同じ学校じゃないの？」「なんで○○君はいつも席を立つんだろう？」といったような疑問がある。そのなかでも家族に焦点を当ててみる。

　保護者にとって、子どもの成長・発達に関する疑問を解消する1つの手段が医療機関の受診かもしれない。これまで障害受容研究のなかで、その意義について多くの研究がなされている。一瀬（2012）は、診断を受ける際の母親の経験について、母親を支える支援者は「自己全体の崩れ」「自己の土台の崩れ」といった自己の揺らぎに着目すべきだと述べている。子どもが診断を受けるということは、保護者自体の自己のあり方が問われる問題なのだという視点が支援者には必要だということだ。

　また、保護者だけではなく、その家族たちもそれぞれが疑問を持つ主体であるという視点が必要である。家族とひとことで言っても、保護者だけではなく、きょうだい、祖父母もいる。保護者に子どもの発達への疑問があるが、祖父母にはそのような疑問が全くないとき、両者の認識の違いが保護者の葛藤につながるという例を多く見てきた。例えば、保護者（母親）は発達への疑問があるが、姑は全く疑問を持っていないため、発達への疑問を持つ母に対して「うちの孫を障害児にしたいの？」といった例があった。また、父親が発達への疑問を持っていたが、その原因は母親の子育ての方法であるといった誤った原因帰属をしている例もあった。家族のなかのそれぞれがどのような疑問を持っていて、どのように原因を考えているのかといったことを理解したうえで、説明をしていく必要があるだろう。

❀❀❀❀❀❀❀❀❀❀❀❀❀❀❀❀❀❀❀❀❀❀❀❀❀❀❀❀❀❀❀❀❀❀

第3部
自分と重ね合わせる

第5章
自分を人と重ね合わせる
――共感

　本章では自閉スペクトラム症（Autism Spectrum Disorder：以下 ASD）
の裕二さんの青年期までの経過について述べる。裕二さんは幼児期から、
泣かせてしまった他児に対して無関心にみえるといったような、他者の感
情への関心の薄さや理解の弱さが目立っていた。そうした特徴は小学校入
学後も大きく変わらず、学校生活上での適応にネガティブな影響を及ぼし
た。中学生の頃から参加し始めた当事者グループでは、他の ASD 者が趣
味の話について話すのを、楽しさを共有しながら聞いている様子がうかが
えた。一方、時折話題となる学校での大変な体験については、他の参加者
の話であるのにもかかわらず、自身が辛くなってしまい、しばしば中座す
る様子がみられた。このような裕二さんの様子を、共感を構成する「他者
の状態の理解」「応答的反応」「自他の感情の関連性の理解」という観点か
らその特徴を捉えたうえで、支援のあり方について述べていく。

● **事例　裕二さん**

診断名：ASD
乳幼児期、運動発達や言語発達の大きな遅れはみられなかった。しかし、

両親は視線の合いにくさや、働きかけに対する裕二さんの反応の悪さが気になっていたという。2歳で保育所に入所して間もなくの頃、裕二さんが母親と一緒に朝登所すると、他児が母親との分離を嫌がり大声で泣いている場面に遭遇した。その様子を見ていた他の子もつられて泣き出したが、裕二さんは泣いている園児たちがまるでそこにいないかのように玄関を突っ切り、いつもどおり母親を振り返ることもなく教室に入って行った。保育所では、保育士の介入なしでは他児とうまく遊ぶことが難しかった。例えば裕二さんが他児の玩具を取ってしまったり他児を突き飛ばしたりしてしまい、他児が泣いたり怒ったりしても関心を示さないといった様子が頻発した。4歳のクラスになってからは、他の子どもに関わろうとすることが増えたものの、虫が苦手な子に虫を執拗に見せてしまったり、自分が気に入った言動・動作を何度も執拗に繰り返し相手に求めるなどコミュニケーションの方法がまずく、相手が離れていってしまうことが繰り返された。年長になる前には、保育所の勧めで保護者は医療機関を受診し始め、卒園前に裕二さんは ASD の診断を受けた。

　小学校は通常学級に在籍し、学習面では成績良好であった。算数や、3年生以降では理科に興味を示し、意欲的に学んでいた。小学校中学年頃から、同年代の児童達が友人関係を形成していくなかで、裕二さんはなかなか安定した友人関係を築くことが難しかった。例えばクラスメイトのAさんが、「夏休みに、他県に住む祖母が亡くなり葬式に出席した」という内容の話をしたとする。Aさんが話題にしたいのは祖母を亡くした悲しみや辛さであったにもかかわらず、裕二さんは「〇〇県までは〇〇新幹線で行ったの？　それとも〇〇本線？　新幹線だったら〇〇号がおすすめで、この車両は時速285km も出るんだよ」と知識を披露する。裕二さんは嬉しそうに話すが、Aさんにとっては本来話題にしたいこととは異なるうえに興味が乏しい話題となっていく。見かねた周囲のクラスメイトたちが「おばあさんが亡くなって悲しかったね」「私もおじいさんのお葬式のことを思い出すと辛いな」などAさんに声をかける。しかし裕二さんは「前は時速270km だったんだけど〜」「一番早いのはE5とE6系で〜」と、必要以上に詳細な話を続ける。そのようなことが繰り返されるなかで、ク

ラスメイトたちは裕二さんを煙たがるようになった。「僕は電車がすごく好きだから、他の子もきっと好きだよ」と言うたびに、保護者はすべての人が電車について詳しく知りたいわけではないこと、鉄道の話を長々と他児にすべきでないことを伝えたが、裕二さんは同じ行動を繰り返してしまっていた。小学5年生の秋頃から、裕二さんは何度か仲間はずれや、悪意のあるからかいの被害にあう。例えば、本人がある子どもたちと地域の秋祭りを一緒に観に行く約束をして、本人はそれを楽しみにしていたにもかかわらず、待ち合わせ場所には誰も来ない、ということがあった。保護者が裕二さんに事情を聞き、このようなことが数度繰り返されていたことが発覚した。幸い関係者で何度かの話し合いが持たれ、事態は落着した。ただし、この頃から裕二さんは不安を見せることが多くなった。例えば「待ち合わせ場所を間違ってしまったことで周りからからかわれないか、先生や親から怒られないか」のように、一見してちぐはぐな状況理解や理由によって不安に陥る言動がみられがちになっていた。

　中学校入学後は学校生活に大きな問題は生じなかった。本人の趣味の内容を話すことができる生徒が近くにいる、理解や経験のある教員が身近にいるような配慮がうまく作用していたようだ。裕二さんと家族で話し合い、好きな理科系の部活動を選ぶことができる私立中学校を選んだというのも大きかった。加えて保護者の勧めで、中学2年生の頃から2ヶ月に1度程度、発達障害児・者の親の会で開かれていた当事者グループに参加していた。当事者グループといっても、ASDを含む発達障害を有する同年代が集まり、最近の話をするという緩やかな内容のものである。必ずしも発達障害や困りごとに関する話題が扱われるわけではなく、余暇や趣味についての話題が扱われることが多い。裕二さんは、鉄道や車関連グッズ・コレクションを見せ合うなど、他の参加者との交流を楽しみにしていた。

　グループではしばしば他の参加者が「学校での大変だった体験」を話す。クラスメイトに嘘をつかれて悲しい思いをした話や、失敗に対して他者からひどく怒鳴られ怖い思いをした話といったようなものである。そうした話を聞いている際に、裕二さんは表情を苦しそうに歪め、貧乏ゆすりのような落ち着かない素振りを見せ出し、やがて「すみません。トイレに行っ

てきます」と中座し、しばらく部屋に戻らないことが続いた。本人が十分に落ち着いた後にグループのスタッフが話を聞くと、かつて自分が小学生の頃にしたような「大変だった経験」を思い出し、嫌な感情が強まってしまったので、落ち着くために部屋の外に出たと裕二さんは話した。

　落ち着いた中学校生活を終え、大学への進学を目指し裕二さんは高校に進学した。当事者グループへの参加も続けており、相対的に年少の ASD 者がグループに入ってきている。自分が好きなことを話せる場で、嬉しそうに「この夏休みは、なんと 77 系に乗りに九州に旅行に行ってきました」といった趣味の内容を話す中学生の ASD 者の姿に、裕二さんは「自分もこの場で好きなことを話せてあの子と同じように嬉しかった」と自分を重ね合わせるような言及をすることもある。

●事例を研究知見とつなぐ
――共感の観点から事例をみる

●「共感」の定義―― 3 つの立場から　共感という言葉は様々な意味で用いられる（澤田, 1992）。例えば、相手と同じように感じる「同感」という意味である場合もあれば、他者の大変な状況について想像をめぐらせ深く理解し、同情することが共感的と言われる場合もある。このように日常で様々な意味で用いられる共感は、心理学や認知科学においても多様な定義のもとに扱われている。しかしながら、主に扱われるものに絞ると共感（empathy）は 3 つの立場に分類可能であると考える（より詳細な議論はバトソン, 2011, 2012 を参照）。

　1 つめの立場は、他者の状態についての理解の正確さと、他者への応答的反応の適切さを重視する立場である（例えば Baron-Cohen et al., 2003）。特に、平常時より落ち込んだ状態にある他者に対して憐れみ／同情（sympathy）を示すことを共感とする立場、と言えば分かりやすいであろう。例えば、裕二さんのクラスメイトが A さんに「おばあさんが亡くなって悲しかったね」と声をかけたことがこれに該当する。2 つめの立場は、他者の状態についての理解と、その理解によって引き起こされた感情がその相手の感情と同じであると認識することを共感とする立場（例えば de

Vignemont & Singer, 2006; Bird & Viding, 2014）である。「あの人が悲しんでいる。それを見て私も同じように悲しい」というように自他の感情的状態が類似していると理解し、自身の感情が他者によって引き起こされたという関係性についても理解することであると言える。Aさんに対して裕二さんのクラスメイトが「私もおじいさんのお葬式のことを思い出すと辛いな」と発言したことがこれに該当する。3つめは、1つめや2つめの分類、および関連する要素を広く共感に含める立場である（例えばデイヴィス，1994, 1999）。言い換えると、前述の落ち込んだ相手に憐れみを示すことも、その相手と同じように落ち込む感情を抱くことも、どちらも共感とする立場である。さらにこの立場は、必ずしも適切な応答的反応や他者によって自分に類似した感情が引き起こされたという理解を伴わない場合も含め、幅広く共感を捉える。これについては後述する。

●共感の起点である「他者の状態の理解」におけるASD者の特徴——自動的経路と意識的／認識的経路　　上述の3つの立場はいずれも、他者の状態を理解することを共感の起点としている。それには比較的自動的な経路と意識的／認知的な経路が存在する。

　比較的自動的な経路として、情動伝染（emotional contagion）が挙げられる。例えば「泣いている人を見ていると、自分も物悲しくなってくる」ということがある。相手の表情や姿勢を無意識的に模倣することや、ミラー・ニューロン・システム（自分が行為する際も、他者の同じ行為を観察する際にも発火する神経細胞）、といったメカニズムで他者から感情的影響を受けるものである（Paz et al., 2022）。この情動伝染を支える神経基盤において、ASD児・者は典型発達児・者と異なる特徴を持つことが示唆されている（Chan & Han, 2020）。入所してまもなくの裕二さんは、母子分離を嫌がる園児の情動がその周りの園児に伝染していく場面で、全く影響を受けない様子がみられていた。幼児であればもらい泣きのように感情的な影響を受けてもおかしくない状況で、そうした様子がみられなかった一因には、情動伝染のような共感に関わる自動的経路の機能に不調があったのかもしれない。

意識的／認知的な経路としては、「一般に、おもちゃを取られたら悲しい」のような状況と感情語との対応についての知識や、表情と感情語についての知識を用いて、他者の状態を理解することが挙げられる。3、4歳の子どもであってもこうした知識を一定有し、運用することができる（菊池, 2009）。一方で、状況や表情等と必ずしも一致するとは限らない人の心の動き、すなわち心的状態の理解（心の理論）を求められることがある。心的状態とは、一例として「こうしたい」というような欲求、「こうだと思っている」のような信念、「こうなってほしいと思っている」のような願望といったものが想定される（Premack & Woodruff, 1978）。このことに関する基礎的理解が子どもにあるかについての代表的な課題である誤信念課題を通過するのは4、5歳頃からである（Wimmer & Perner, 1983）。

　ASD児・者の他者の感情／心的状態の理解については、1980〜90年代にかけて、発達初期からの状況や表情など様々な感情に関わる手がかりを理解することに苦手さを有することや、心的状態の理解（心の理論）の獲得が遅れることが明らかにされてきた（バロン＝コーエン, 1995, 2002）。裕二さんの場合、他児の玩具を取ってしまったり突き飛ばしたりしたことで他児が泣いたり怒ったりしても関心を示さなかった様子、また、虫が苦手な子に虫を執拗に見せてしまったり、自分が気に入った言動・動作を何度も執拗に繰り返し相手に求めるなどの様子が、これに該当する。

　典型発達児・者のそれよりもタイミングとしては遅れるが、ASD者は年齢が上がるにつれて比較的明確な状況や、他者の心的状態の理解ができるようになっていく（Baron-Cohen, 1991; Happé, 1995）。ただし状況が複雑になるほど、ASD者にとってその理解は容易ではなく、理解が難しい部分を独特に見える推論で補うことが増えていく。裕二さんの場合、小学校高学年での否定的な経験を受け、「待ち合わせ場所を間違えてしまったことで周りからからかわれないか、先生や親から怒られないか」と一見ちぐはぐな状況理解や理由により不安を見せた様子がこれに該当する。

● 「応答的反応」および「自他の感情の関連性の理解」における ASD 者の特徴　　他者の感情的状態を理解し、適切な応答的反応をすることができ

れば、共感の1つめの定義に含まれる要素が満たされたと言える。前述の
とおり、悲しんでいる他者のように、平常時よりも落ち込んだ状態にある
者に対して憐れみや同情を抱くことが代表的である。

　典型発達児・者の場合、憐れみのように見える行動は1歳台から観察さ
れる（Vaish et al., 2009）。ASD児・者の場合、発達の初期から他者の心
的・感情的状態についての理解に弱さがあるため、他者が何らかの事情で
平常時よりも落ちこんだ状態にあるという認識に基づいて行われる他者へ
の憐れみのような応答的反応の頻度も相対的に少なくなる（Song et al.,
2019）。裕二さんの場合、幼児期では他者が泣いていたり怒っていたりし
てもそもそも無関心であったり、児童期には相手の心的状態を理解するよ
りも自分自身の興味関心に基づく話題を一方的に展開させるような振る舞
いをしてしまっていた。

　共感の2つめの立場のように、自身が他者と同じ感情を抱いていること
を理解するためには、他者の心的・感情的状態の認識のみでなく自分自身
の心的状態や感情状態についての認識も必要となる。近年の認知神経科学
の知見では、「自身の感情を理解する」・「他者の感情を理解する」という
個別の心理的処理／神経基盤があると想定するよりは、理解された心的状
態や感情的状態が、誰（自分 and/or 他者）のものであるかを区別し判断す
る心理的処理／神経基盤を仮定することが多い（Bird & Viding, 2014; Mahy
et al., 2014; Lamm et al., 2016）。そして共感する側が、自身の感情が相手に
よって引き起こされ、相手も同じ感情を抱いているという関係性を理解し
ている必要がある。こうした関係性の理解は典型発達児・者の場合、おお
よそ小学校の中学年から高学年頃に可能になっていくことが示されている
（Strayer, 1993）。

　一方、ASD児・者においては他者のみでなく自身の感情的状態の理解
についても難しい場合がしばしば存在する（Bird et al., 2010）。また生じて
いる感情的状態が自分 and/or 他者のものであるかを認識する心の働きは、
心の理論との関係が指摘されている（Bird & Viding, 2014）。そうした事情
から、ASD児・者が自身の感情状態が「他者と同じであり、他者によっ
て引き起こされた」と認識する過程についても、やはり苦手さがあること

が示唆されている。

●誰かに重ね合わせる自分── ASD 者における共感しやすさを促進する「ポジティブ感情」と「類似性」　ASD 児・者の共感についての古典的研究である Yirmiya et al.（1992）では、実験結果を受けての考察の冒頭で「自閉症の特徴についての前提を鑑みれば、自閉症児たちのパフォーマンスは驚くほど良かった。多くの者が、自身の経験から感情状態についての知識を回答することができ、他者の感情状態についてラベリングする、他者の役割や視点を理解する、他者の感情状態に共感的な反応をするのに相当な力を見せていた」と述べている。ASD 児・者は共感に関わる様々な要素に制約があることを述べてきたが、逆に言えば、それらの要素が分かりやすく明示され、ASD 者にとって認識されやすい状況においては、共感が可能となる。

　実態として、彼ら・彼女らが共感的な姿をみせることが少なくない共感は、ポジティブ感情に対する共感である。怒りや悲しさといったネガティブ感情の共有と比べた場合、喜びや楽しさといった他者のポジティブ感情に対する共感について ASD 児・者はしばしば問題を指摘されないことがある（Mezza et al., 2014）。この背景にはネガティブ感情と比較して、ポジティブ感情の処理には負担が少ないことが示唆されていること（Tsujimoto et al., 2022）が関係する可能性がある。つまり、ポジティブ感情場面において、ASD 児・者が「他者の状態の理解」をもとにした「応答的反応」または「自他の感情の関連性の理解」を問題なくスムーズに行っていることを意味する。裕二さんの場合も、当事者グループで年下の ASD 者が嬉しそうに自分の趣味の話をする姿を見て、裕二さん自身も嬉しくなっている様子がみられ、共感的である様子がうかがえた。

　さらに、「誰かと自分が似ている」という類似性も、ASD 児・者が誰かに共感をする際の手助けになる可能性がある。一般に、類似性の高い相手に対しては共感が促進される（デイヴィス, 1994, 1999）。ASD 者を対象にした研究からは、ASD 的な特徴を持つ他者（例：他者といるより 1 人でいることが好き）に対して彼ら・彼女らは典型発達者よりも類似性を高く評

価し、またその程度が心的状態の理解に関わる前頭前野内側部の脳活動の程度と関連していることが示されている（Komeda et al., 2015）。この研究からは、類似性を判断するときの基準や観点が、ASD児・者は典型発達児・者と異なっていること、そしてそのことが彼ら・彼女らの共感に影響していることが示唆される。関連して、ASD児・者の近しい友人への共感について調査した研究からは、彼ら・彼女らが友人と同じような感情を経験する傾向に典型発達児・者と違いがなかったことが報告されている（Moriwaki et al., 2011）。典型発達者においては、自分自身の性格や特徴について判断するときの脳活動と、近しい友人の性格や特徴について判断するときの脳活動には、類似している点が示されていることから（Wagner et al., 2012）、類似性がキーとなってASD児・者の他者への共感が促進されていた可能性がある。

　ただし、ネガティブ感情に関しては、類似性がASD児・者の共感を助けない場合があることも示唆されている。松﨑ほか（2016）では、叱責されている他者に対して、ASD者が自身の経験を重ね合わせやすいことが報告されている。背景として社会的場面での失敗とそれに対する叱責経験の多さをASD者が経験しやすいことについて考察している。辛い経験をした誰かに自身の経験を重ね合わせること自体は、一見すると上述の2つめの立場としての共感のように思われるかもしれない。しかし、重要なのは自身の感情が相手によって引き起こされ、相手の感情と自分の感情が同じであるという関係性を含んだ理解である。裕二さんのように、参加した当事者グループで、他者の「大変だった」エピソードを聞き、自分自身の「大変だった」出来事を想起することで嫌な感情でいっぱいになり辛くなってしまうということは、この立場に該当しない。他者からの影響で自身に生じたネガティブな感情が「この感情は相手が感じているのと同じ感情だ」と処理できれば、第2の立場としての共感であると言える。しかし、裕二さんの場合にはそれが難しく、自身の体験とそれに伴う苦痛の感情のみが強くなってしまい、その場から離れるという方法で自身を落ち着かせようとしていた。このような裕二さんの状態は、利己的な移行や個人的苦痛（バトソン, 2012）と呼ばれ、共感を広義に捉える3つめの立場では焦点

が当てられる場合がある。

●支援のポイント

　繰り返しになるが、共感に関わる様々な要素に制約がある ASD 児・者に対し、共感を促進するための支援を考えるならば、共感を構成する要素を分かりやすく明示し、ASD 者にとって認識しやすい状況や環境を調整することが重要である。

　キーとなるのは他者の感情的・心的状態の理解の弱さを含む ASD 者の社会的状況についての理解の介入である（Holopainen et al., 2019）。自身の感情を適切に調整する力という点で、情動調整（emotion regulation）に関する認知行動療法も ASD 者の共感性を高めそうではあるが、社会的状況の理解を高めるためのアプローチを伴わない場合は共感への影響が少ないことが示唆されている（Weiss et al., 2018）。そのため、具体的には「心的状態を含む他者の状態の理解」や、続く「適切な応答的反応の形成」または「自他の感情の関連性の理解」などに焦点を当て、どのような相手にどのように声をかけるか、といった知識や行動の獲得を助けることを含める必要がある。ただし、獲得された知識や行動の汎化や維持については難しさが指摘される場合がある（Golan & Baron-Cohen, 2006）。現実的には、対象者が置かれた状況にフィットするスキルに標的を絞り、容易なものから無理なくスキルを用いることができる場面を設定し、かつその行動が強化されるような生活上の流れを整えるといったことを、個々人の特徴に応じて考えていくことが望ましい。

　包括的な早期介入プログラムへの参加の結果として、共感性が高まることも報告されている。JASPER（Goods et al., 2013）や ESDM（Dawson et al., 2010）のような ASD 児の社会的コミュニケーションと対人的相互作用の問題に対する早期介入プログラムは、ASD の発達早期の症状を低減させ、背景となる神経発達に影響することを通じて将来的な共感の発達にもよく作用することが示唆されている（Harmsen, 2019）。青年から成人期にかけての友人関係上のスキルに関するグループ・プログラムである PEERS®

を ASD 者に適用した研究の結果では、やはり ASD 者がプログラム参加後に共感的になっていることが示されている（McVey et al., 2015）。

　共感するうえで ASD 者が社会的状況の理解に問題を生じにくい環境（例えば相手の状態が明確に説明される、ASD 者が類似性を感じやすい他者がいる、など）を整え、彼ら・彼女らが共感的になることができる経験を積めるようにすることは大切だと考える。裕二さんの場合は、当事者グループという場面で、安心して自分の共感的な感情を表出することができていた。時間軸的に広い視点で見てみると、裕二さんの事例は小学校での対人関係で少し問題を抱えてしまったが、以降の配慮や進路選択により中学校からは安定した対人関係・コミュニティを築くことができていたと推察される。日常の自然な対人経験を豊かなものにし、ネガティブな経験の蓄積を防ぐという点で、このことが利己的な移行や個人的苦痛の原因を減らし、事例の共感性を含む広い意味での社会性を支えた一因となっていたと考えられる。

コラム⑤ 「こういうときには、こうしよう」が大事

　第5章で取り上げた共感から広げ、もう少し大きな文脈で述べると、ASD児・者は目標や意図を持って自身の感情を高める、あるいは低くすること自体が苦手と言える。共感との関連では、落ち込んでいる相手に、憐れみを示す、あるいは同じ感情的状態であると示すことの苦手さが挙げられる。また、ASD児・者の精神的健康との関連では、彼ら・彼女らの高い不安や抑うつのような気分上の問題と、感情のコントロールの苦手さとの関係が指摘される。

　感情のコントロールにはどのような過程があるか考えてみよう。例えば、「不当な文句を言われ腹立たしいが、角を立てないように表に出さないようにする」という過程には、怒り→角を立てないようにしようという意図→怒りの表出抑制という流れがある。ASD児・者の場合、この感情—意図的処理を司る神経基盤である扁桃体—前頭前野の機能的接続性が、典型発達児・者と比べて低下しているという報告がある（Pitskel et al., 2014）。このことが、何らかの感情がASD児・者に生じた際に目標や意図を持って感情をコントロールすることにつながりにくいこととの一因と考えられている。

　感情—意図的判断に関する部分が自然に機能しにくいのであれば、それを形成していく、というのが感情の問題に対するASD者本人へのアプローチの1つである。「こういうときに、こういう感情が起きるから、こう考えよう／こうしよう」という流れをあらかじめ決めて無理なく実行できるようにするのである。先ほどの例のように頭で考えて、感情をコントロールできる者であれば、「感情—意図的な思考」の組み合わせを考え、使えるようになればよいし、難しい場合は「感情—リラクゼーションのための活動（例：深呼吸）」という場合もある。両者を組み合わせるのもよい。

第6章
自分を自分と重ね合わせる
──自己支援的ユーモア

　本章では、大学の社会福祉士養成課程に在籍する自閉スペクトラム症
（Autism Spectrum Disorder：以下 ASD）の彩音さんについて、主に相談援
助の演習と高齢者施設での実習の様子を紹介する。高校生までは特に目立
った問題はみられなかったが、大学へ進学後、社会福祉士養成課程におけ
る相談援助の演習や実習の科目において、相談援助場面でのコミュニケー
ションに難しさを感じるようになり、自身の将来について悩む様子がみら
れるようになった。この悩みのプロセスを、本章では自己理解に伴う感情
という視点から捉えていく。特に、一過性の愉悦の情動体験として定義さ
れるユーモアに焦点を当て、自己が経験したネガティブな出来事にユーモ
アを感じる自己支援的ユーモアが、どのように自己理解に伴う感情と関係
するのかについて述べる。そして、自己支援的ユーモアを用いた支援につ
いても提案する。

●事例　彩音さん

　診断名：ASD
　彩音さんは、幼い頃からアニメやイラストが好きな女の子であった。幼

81

稚園では、1人で好きなアニメを題材にした絵本を読んで過ごすことが多かった。小学校に入学後は、同じアニメが好きな友人ができ、ほとんどの休み時間をその友人と好きなアニメの話をして過ごしていた。次第に、それぞれが描いたアニメのイラストを見せ合うようになり、友人が描いてきたイラストを見ては、「何それ！　ありえない！　ウケる！」と声を出して笑うなど、アニメ原作にはない設定のイラストに面白さを感じていた。高校に進学後は、自身が面白いと感じたイラストをSNS上にアップロードし、SNS上で返ってくるフォロワーからのコメントを見るのを楽しむようになった。

　高校までの学校生活において特に問題はみられず、アニメが好きな少数の友達と過ごすことが多かった。高校3年生の進路相談の時期、担任教員からは、隣県の社会福祉士養成課程を持つ大学への進学を後押しされた。彩音さんも「社会福祉士って国家資格なんだ……。就職にも有利そうだし、そうしようかな」と、その大学の社会福祉学部への進学を決断した。志望する大学には無事進学でき、大学でも好きなアニメの話を共有する友人もできたものの、高校までの生活と大学生活とのギャップに戸惑いを感じることが増えてきた。特に、2年生の前期から始まる演習や実習の授業で困難を感じるようになった。これらの授業では、他者との柔軟なコミュニケーションが求められた。

　2年生前期の演習は、相談援助に求められるアセスメントについて学習する内容であった。具体的には、社会的困難を抱える人の仮想事例をグループで共有し、その人の背景を話し合うという内容であった。彩音さんたちに提示された仮想事例は、〈放課後児童クラブを利用する衣服の汚れが目立つ小学校4年生の男児〉であった。彩音さんを含めた4人の学生はグループになり、〈男児の衣服が汚れているままにされていることの背景〉について話し合った。男児の衣服が汚れたままにされている背景には、親のネグレクトが考えられ、グループになった学生は、親の就労状況や病気の可能性についても活発に話し合った。しかしながら、彩音さんは男児の親がネグレクトを行う理由が思い浮かばず、話し合いの時間をほとんど黙って過ごした。話し合いの終了後、演習を担当していた教員から、「彩音

さん、何も話さないのは良くないよ。何でもいいから発言しなさい」と注意をされてしまった。そのことがショックだった彩音さんは、「こんなことで社会福祉士になれるのかな……」と繰り返し考え込んでしまい、落ち込む日が続くようになった。

　この日以来、気分が落ち込みがちになった彩音さんは、授業への欠席が目立つようになった。そのことを心配したチューターを担当する大学教員は、彩音さんに大学の学生相談室の利用を勧めた。学生相談室のカウンセラーとの面談では、「社会福祉士になれないのかなって繰り返し考え込んでしまう。こんな自分じゃもうだめですよね」と発言した。面談のなかで彩音さんに強い不安症状がみられたことから、カウンセラーは相談室での継続的な面談と精神科への受診を提案した。彩音さんはカウンセラーの提案に従い精神科を受診し、そこで、社会的コミュニケーションの障害と興味の限局や反復的行動を特徴とする ASD と診断された。この診断を受けて、彩音さんに対しては、「ディスカッションにおけるルールを明確化すること」と「演習等における失敗を過度に強調しない」という合理的配慮が提供されることになった。

　このような合理的配慮の提供や学生相談室のカウンセラーとの面談もあって、彩音さんは前期の終わり頃から、徐々に授業への出席が可能になり、前期の演習の単位も無事に取得することができた。

　2年生後期の演習では、相談援助のロールプレイが行われた。この演習では、学生同士が2人1組になり、教員から提示された仮想事例について、援助者役と被援助者役に分かれて相談援助のロールプレイを行った。彩音さんたちに提示された仮想事例は、〈地域包括支援センター（高齢者の地域生活について相談支援等を行う機関）に認知症の母親の相談に来た派遣社員の男性への支援〉であった。最初に彩音さんが援助者役、ペアになった学生が被援助者役として相談援助のロールプレイを行った。ペアになった学生が、「実は認知症になった母親のことで相談があるんですけど……」と彩音さんに話しかけると、彩音さんは矢継ぎ早に、「当市で利用できるデイサービスでしたらいくつかありますので紹介しますね。デイサービス利用料の減免制度もありますので、ぜひ利用してください。あと、認知症の

お母様の対応でお困りのことがありましたら、参考にできるホームページがありますのでぜひご覧になってください」と、ペアになった学生に真剣に伝えた。すると、ペアになった学生から、「アハハ！　ちょっとちょっと！　私が相談しなきゃいけないことも全部話しちゃってるってば！」と、笑顔でツッコまれた。

　本来であれば、相談援助に携わるソーシャルワーカーは、被援助者からの相談を受容、傾聴することを通して、被援助者のニーズを明確にし、そのニーズに対応した解決策を提示する必要がある。しかしながら、このロールプレイで彩音さんは、被援助者からのニーズを聞き出す前に一方的にニーズの解決策を提示してしまったのである。彩音さんは、自身のロールプレイについて、ペアになった学生からツッコまれた直後はピンと来ていなかったものの、次第にそのおかしさに気づき、「本当だ……。全部しゃべっちゃった……。ごめんね」と暗い表情を浮かべながらペアになった学生に伝えた。ペアになった学生は「いきなりこんなに話してくるソーシャルワーカーいたら、逆にめっちゃ面白いけどね！　そこまで気にしなくてもいいんじゃない？　彩音ちゃんって面白いね！」とさらにツッコみつつ、笑顔で彩音さんを励ました。ペアになった学生からのツッコミを受けて、彩音さんは少し気が楽になり、「確かに！　しゃべりすぎちゃったよ～！」と返すことができた。この演習の翌日に行われたカウンセラーとの面談のなかで、彩音さんは「ペアになった同級生が笑ってくれていると、少しだけ気が楽になる気がする」と語った。

　そして、彩音さんが２年生の春休みに高齢者施設での５日間のソーシャルワーク実習が始まった。この実習では、高齢者施設等の相談援助の現場において、被援助者と実際に関わり、ソーシャルワーク実践の基礎となる援助関係を形成する力を身につける。実習の初日に高齢者施設に勤務する実習指導者からは、「まずは、どんなことでもいいので施設の利用者さんとお話ししてみてください」と伝えられたが、彩音さんは何を話しかけたらいいか分からず、施設利用者から話しかけられた質問に答える以外は、ほとんどを黙ったまま過ごした。初日の実習終了後、その様子を見ていた実習指導者から、「彩音さん、もう少し積極的に利用者さんと関わったほ

うがいいかな」と伝えられるものの、「利用者さんにニーズなんてなさそうだし、何を話せばいいんだろう。実習続けられないかもしれないな」ということばかり考え込んでしまい、2日目も施設利用者からされる質問以外の時間は黙って過ごした。

　実習の3日目に巡回指導に来た大学教員に対して、彩音さんは、実習指導者からどんなことでもいいから話すように指示されているが、施設利用者とどんなことを話せばいいのか分からないことを相談した。施設利用者とコミュニケーションがうまく取れない学生は珍しくなく、そういった学生も徐々に慣れていくことが多かったため、巡回指導に来た大学教員は、彩音さんの相談を深刻なものとは捉えなかった。「アッハッハ！　そっか〜。何話したらいいか分かんなかったか！　徐々に何を話せばいいか分かってくるよ。利用者さんの好きなことや趣味について話してみたらいいんじゃないかな？」と笑顔で彩音さんに答えた。彩音さんは、大学教員からの助言を受けたことで、少し安心することができ、「実習で話せないってよくあることなのか。明日からは施設利用者さんの好きなことを話してみようかな……」と決意を新たにして次の日を迎えた。実習の4日目、前日の大学教員からのアドバイスを受けて、彩音さんは施設利用者に対して好きなものや趣味について尋ねることにした。すると、施設利用者からも彩音さんの好きなものについての質問があるなど、会話を続けることができ、なんとか5日間のソーシャルワーク実習を終えることができた。

●事例と研究知見とつなぐ
──自己理解に伴う感情としてのユーモアの観点から事例をみる

●自己理解に伴う感情──反芻と自尊感情　アイデンティティの確立が求められる青年期において、自身の生き方やその生き方に関わる自己の特性を理解することは、直面しなければならない発達課題である。特に、彩音さんのような大学生の時期は成人化期と呼ばれ（Arnett, 2000）、様々な経験を積み重ねることを通して自身の生き方や自己の特性を考える時期である。このような自己理解は必ず何らかの感情を抱きながら行われる。高野・丹野（2009）によると、大学生は、多くのストレスにさらされ、かつ

自己の内面についてネガティブな思考を繰り返すほど、抑うつ症状が強まるということが明らかにされている。自己の内面に関する繰り返しの思考は反芻と呼ばれ、ASD者においても頻繁に行われることが知られている。そして、反芻はASD者の抑うつ症状を喚起させることも指摘されている（Williams et al., 2021; Gotham et al., 2014）。特に、女性のASD者においては男性のASD者に比べて抑うつ症状が強いことが知られているため（Mandy et al., 2012）、自己理解に伴う抑うつ症状については注意が必要である。彩音さんも、前期の演習で行われた話し合いで大学教員から注意されたことにより、「こんなことで社会福祉士になれるのかな……」と繰り返し考える様子がみられた。これは反芻の1つと考えられ、この反芻をきっかけに抑うつ症状が表れ、講義への出席が難しくなっていったと考えられる。

　このように、自己のネガティブな側面に焦点化された思考は抑うつ症状を喚起させる一方で、自己のポジティブな側面に焦点化された思考は自尊感情を喚起させる（Fati-Ashtiani et al., 2007）。自尊感情とは、自分に対する自信や自身の価値に対する包括的な評価であり、自己認知のなかでも感情的な側面である（Tanaka et al., 2005; 伊藤・小玉, 2006）。青年期において自尊感情が高く保たれていると抑うつ症状が弱いということが明らかにされているが（Fati-Ashtiani et al., 2007）、青年期のASD者は定型発達者に比べて自尊感情が有意に低いことが知られている（McCauley et al., 2019）。彩音さんがカウンセラーとの面談のなかで漏らした、「こんな自分じゃもうだめですよね」という発言は、自尊感情の低下を表していると言えるだろう。

　このように、ASD者がネガティブな自己の特性に焦点化し、その特性を理解しようとすると、自尊感情が低下し、抑うつ状態が高まる場合がある。特に、彩音さんのように女性のASD者は他者とのコミュニケーションにおける困難さに直面することで、自己の特性に関する思考が動機づけられることが示唆されている（砂川, 2016）。それでは、自己理解に伴う抑うつ症状や自尊感情の低下はどのようにして防ぐことができるのだろうか。このときに有用だと指摘されているものにユーモアがある。

●ユーモアを感じることとユーモアスタイル　ユーモアとは、刺激をきっかけに喚起される一過性の愉悦の情動体験、あるいは「面白い」という評価、「楽しい」というポジティブな感情、「笑いたい」という傾向によって特徴づけられる心理状態であると定義される（Nomura & Maruno, 2011; Gervais & Wilson, 2005）。私たちは、日常生活の様々な場面でユーモアを感じるが、ユーモアが感じられる際には以下の2つの認知的評価が行われることが明らかにされている（伊藤, 2009; McGraw & Warren, 2010; 永瀬ほか, 2015; 鵜子・成瀬, 2021）。1つめは不適合の評価である。これは、刺激や状況が自身の予測や一般的知識・常識と乖離していることを認知すること、あるいは物事のあるべき状態についての信念が脅かされていると評価することだと定義される。彩音さんが経験した相談援助のロールプレイの場面で言えば、援助者が一方的にニーズの解決策を提示することが、被援助者からのニーズを聞き出さなければならないというソーシャルワークの常識と乖離していると理解することである。

　2つめは無害性の評価である。これは、刺激や状況が深刻、重大な意味を持たないと認知すること、あるいは対象となる物事を「問題ない」と評価することだと定義される。彩音さんが経験した相談援助のロールプレイの場面で言えば、援助者が一方的にニーズの解決策を提示してしまっているが、これはあくまで授業の一環での出来事であり、そこまで問題となるものではないと捉えることである。この2つの認知的評価がなされ、事象が一般的知識や常識と乖離し、かつ無害なものだと捉えられたときにユーモアが感じられる。

　私たちは日常生活の様々な場面でユーモアを感じるが、それだけでなく、他者や自己にユーモアを感じさせるための言動を行うこともある。日常生活においてどのような対象にユーモアを感じやすいか、あるいは、どのようなユーモアを感じさせる言動を行いやすいかといった個人の特徴はユーモアスタイルとして捉えられている（Martin, 2007）。そのなかでも、自尊感情との強い関連が示唆されているユーモアスタイルが自己支援的ユーモアスタイルである。自己支援的ユーモアスタイルとは、自己の心身の健康

状態にポジティブな影響を与えるようにユーモアを活用するユーモアスタイルであり、人生におけるネガティブな出来事にユーモアを感じる傾向である。人生においてある出来事がネガティブだと認識されるということは、その出来事が自身の予想に反したものであり、かつ有害なものとして捉えられたということである。このことをふまえると、自己支援的ユーモアを用いるということは、ネガティブだと感じられる出来事が自身の予想、あるいは一般的な知識・常識と乖離していることを理解したうえで（不適合の評価）、かつ、そのネガティブな出来事は自身にとって無害なものであると捉え直す（無害性の評価）ことによって、そこに面白さを感じるということである。

●自尊感情を高める自己支援的ユーモアスタイル　自己支援的ユーモアスタイルと自尊感情の関連については、自己支援的ユーモアスタイルが自尊感情に与える肯定的な影響が先行研究において指摘されている。Stieger et al.（2011）は自己支援的ユーモアスタイルの特徴が強いほど、自尊感情が高いということを明らかにしている。また、Yue et al.（2014）は自尊感情の高い者ほど、自己支援的ユーモアを用いる傾向があるということを明らかにしている。これらの研究は自己支援的ユーモアスタイルと自尊感情は一方向の関係性ではなく、双方向の関係性であることを示唆している。

　つまり、人生においてある出来事に直面した際に、不適合と無害性を評価し、ユーモアを感じることができるようになると、ネガティブな出来事の自己に与える影響が軽減されるため、自身に対する自信や価値を保つことができる。そして、自身に対する価値が維持されていることによって、ネガティブな出来事に対してもユーモアを感じることができるということである。このことをふまえると、ASD者においても自己支援的ユーモアを用いることは自尊感情を保つうえで有益だと言えるだろう。

● ASD者は自己支援的ユーモアを用いることができるのか　それでは、ASD者は自己支援的ユーモアを活用して、自尊感情を高めることができるのだろうか。上で述べたように、私たちは日常生活の様々な場面でユー

モアを感じるが、このことは ASD 者においても同様である。いくつかの研究は ASD 者と典型発達者が同程度にユーモアを感じるということを指摘している（Weiss et al., 2013; 永瀬・田中 , 2015a, 2015b; Silva et al., 2017）。これらの研究では、ASD 者と典型発達者に映像や漫画、写真を提示し、それらに対してどの程度ユーモアを感じたかを回答させているが、ASD者と典型発達者との間で感じられたユーモアの程度に違いがないことが明らかにされている。彩音さんの小学校入学後から高校までを見ても、アニメ原作にはない設定のイラストにユーモアを感じていることが分かる。アニメ原作にはない設定のイラストはアニメ原作という知識から乖離している不適合であり、かつ自分の好きなアニメということで彩音さんにとって無害なものである。このように、ASD 者は自己との関連が希薄な刺激や、自分の好きな話題については、ユーモアを感じることができる。

　その一方で、ASD 者が自己の経験したネガティブな出来事に対してユーモアを感じることは困難であることが示唆されている。例えば、Rawlings（2013）は、典型発達者を対象にユーモラスなエピソードが書かれた文章刺激を提示し、「そのエピソードが自分に起きたとしたらどの程度ユーモアを感じるか」と尋ねた。その結果、ASD 傾向が強い者ほど、エピソードにユーモアを感じられないことが明らかにされた。また、Nagase（2022）は典型発達者を対象にした質問紙調査から、ASD を特徴づける社会的コミュニケーションの困難さの特徴が強いほど、自己が経験したネガティブな出来事を笑い話にすることが難しいということを明らかにしている。

　これらは典型発達者における ASD 特徴と自己の経験したネガティブな出来事に対して感じるユーモアとの関連を検討したものであり、ASD 者における自己の経験したネガティブな出来事に感じるユーモアの程度を直接捉えたものではない。しかしながら、これらの研究結果は ASD 者が自己の経験したネガティブな出来事に対してユーモアを感じるのが困難であることを示唆している。そして、ASD 者における自己支援的ユーモアスタイルを直接検討した研究では、ASD 者が典型発達者に比べて自己支援的ユーモアを用いることが少ないということも明らかにされている

(Samson et al., 2013)。このことも、ASD者が自己の経験したネガティブな出来事を面白がることが困難であることを示唆している。

　相談援助のロールプレイにおいて、彩音さんは、被援助者からのニーズを聞き出す前に一方的にニーズの解決策を提示してしまった。援助者が一方的にニーズの解決策を提示することは、被援助者からのニーズをまず聞き出さなければならないというソーシャルワークの常識と乖離した不適合であるとともに、単なる授業での一場面ということで無害なものであったことから、ペアになった学生はユーモアを感じていた。しかしながら、彩音さんは解決策を話し終えた当初、援助者が一方的にニーズの解決策を提示することが不適合であることに気づいていない様子がみられている。すなわち、この時点では、彩音さんにとって、この出来事自体はネガティブなものでも、ユーモアを感じられるものでもなかったと考えられる。その後、ペアになった学生からのツッコミを受けて、次第に不適合に気づき始めるものの、彩音さんは、「本当だ……。全部しゃべっちゃった……。ごめんね」と自身の体験が深刻なものであると捉えている。このとき、彩音さんにとって相談援助のロールプレイの体験はネガティブな出来事として認識されるとともに、ユーモアを感じられる出来事ではないと認識されたと考えられる。

　また、高齢者施設での実習において施設利用者と会話ができなかったことについても同様のことが言える。巡回を行った大学教員は、彩音さんが施設利用者と会話を行う必要があったのに会話を行うことができなかったことに不適合を評価し、実習の後半には話せるようになるだろうと考えたことから無害性を評価したために、ユーモアを感じていたと考えられる。彩音さんは、施設利用者と会話をすることができなかったことについて相談していることから、この振る舞いが実習においてすべき振る舞いと乖離しているという不適合は十分に評価していたと考えられる。しかしながら、実習の初日と2日目においては、「実習続けられないかもしれないな」と感じているように、無害性を評価できず、この実習での体験をネガティブなものとして捉えている様子がうかがわれる。

　これらのエピソードから、彩音さんの場合は自身のネガティブな出来事

に対して自己支援的ユーモアを用いることに困難さを抱えていたと考えられる。そして、その背景には直面した出来事の不適合を評価することや、有害性を評価し、ネガティブだと捉えた出来事を無害であると評価し直すことの難しさがあると考えられる。それでは、ASD 者がネガティブな出来事にユーモアを感じ、自己支援的ユーモアを用いることができるようになるためにはどのような支援が必要なのだろうか。

●支援のポイント

●**自己の経験したことはあり得ないものなのか**　ASD 者が自身の体験にユーモアを感じることが難しいことの背景には、前述のとおり、不適合の評価に問題がある場合と無害性の評価に問題がある場合の 2 つがある。まず、前者については自身の体験を一般的知識・常識と乖離したものとして捉えることが難しいということである。ASD 者自身の感覚や当事者性は尊重されるべきものであるが、仕事をはじめとする社会的役割を担う際には一般的知識や常識に沿った役割を求められることも多い。このようななかで、自身の体験について不適合の評価を行うことができていない場合、厳密に言えば、その体験はネガティブなものとはなっていないが、自身の体験に不適合を評価することは自己支援的ユーモアを用いるうえで必要なプロセスであるため、支援のポイントとなる。

　自身の体験を一般的知識・常識と乖離したものとして捉えるためには、自身の出来事を第三者の視点に立って考える必要がある。しかしながら、ASD 者は他者の視点を取得することが難しいことがしばしば指摘されており（Pearson et al., 2013）、このことによって、ASD 者は、自身の特徴的なコミュニケーションを他者や世間の常識から乖離したものであると捉えることが難しいと考えられる。そのため、支援者は ASD 者が経験した出来事が、一般的知識・常識と乖離したものであるということを他者の視点から伝える必要がある。

●**自己の経験したことは深刻なものなのか**　後者の無害性の評価に問題が

ある場合とは、自己のネガティブな体験を無害なものとして捉え直すことが難しいために、ユーモアを感じにくいということである。誰にとっても、一度有害だと捉えたネガティブな出来事を無害だと捉え直すことは難しいが、特に ASD 者は典型発達者と比べてネガティブな出来事を無害だと捉え直すことが難しいと考えられる。このことと関連するのが、ASD 者においてみられる破局的思考の傾向である（Bruggink et al., 2016）。破局的思考とは、極端にある出来事の悪い点を強調する思考だと定義される（榊原, 2015）。すなわち、ASD 者はネガティブな経験をした際に、ネガティブな側面ばかりに焦点化してしまい、その無害性を評価し直すことが難しいと考えられる。そのため、支援者は ASD 者におけるネガティブな経験が深刻なものではないということを伝える必要がある。

●ネガティブな出来事における不適合と無害性を指摘するツッコミ
ASD 者において自己支援的ユーモアの使用を促すためには、ASD 者が経験した出来事における不適合と無害性を指摘することが重要である。このときに有用なのがツッコミである。ツッコミとは、ある出来事が生じた際に、その出来事の不適合や無害性を指摘することによって、その出来事がユーモアを感じてよいものであると認識させることである。脇浜・田中（2023）は、ASD 者が特徴的なコミュニケーションを示した際に、支援者がツッコミを行うことで、失敗経験にユーモアを感じるようになったことを指摘している。相談援助のロールプレイにおいても、ペアになった学生が、「いきなりこんなに話してくるソーシャルワーカーいたら、逆にめっちゃ面白いけどね！」とツッコんだり、高齢者施設の巡回指導に来た大学教員が、「アッハッハ！　そっか〜。何話したらいいか分かんなかったか！　徐々に何を話せばいいか分かってくるよ」とツッコむことによって、彩音さんも笑顔を浮かべる様子がみられている。このように支援者がツッコミを行う際に、支援者が意識すべきポイントとして、出来事の不適合や無害性を ASD 者に分かりやすく伝えるということが挙げられる。その出来事が、どのような点で一般的知識や常識と乖離し、なぜ無害であると考えられるのかを言語的に伝えることに加え、笑顔や笑い声など非言語的な

サインも用いてその出来事が無害であることを伝える必要がある。

　また、このようなツッコミが、ASD 者に面白いものとして受け取られるためには、ASD 者と支援者が冗談関係にあることも重要である。冗談関係とは、お互いに冗談を言い合える関係のことを指す（葉山・櫻井, 2010）。ASD 者と支援者との関係性は、ともすれば支援をされる側とする側といった一方向的なものになりやすく、ツッコミも注意や叱責として受け取られる可能性がある。このことをふまえると、ASD 者の好きな話題に関連した話や冗談を話すようなやりとりを普段から行い、冗談関係を築いておくことが重要である。このような関わりを支援者が継続的に行うことによって、ASD 者の自発的な自己支援的ユーモアの使用を促していくことができると考えられる。

コラム⑥　自閉スペクトラム症と笑われ恐怖

　本章では、ASD 者における自己支援的ユーモアの使用を促すために、ASD 者が経験したネガティブな出来事について、支援者はそれらの経験の一般的知識や常識と乖離している点や深刻ではない点をツッコミによりユーモラスに伝えることが重要であると述べた。このような自己支援的ユーモアを促す関わりをする際に注意しなければならないこととして、ASD 者の笑われ恐怖がある。

　笑われ恐怖とは、周囲の他者から笑われることを継続的に恐れる状態とされ、ユーモアを感じることの困難さや社交不安をもたらすことが知られている（Titze, 1996; Ruch et al., 2015）。先行研究では、ASD 者は典型発達者と比べて笑われ恐怖を抱きやすく、45% の ASD 者が笑われ恐怖を抱えているということが明らかにされている（Samson et al., 2011）。特に、いじめ被害の経験がある場合に笑われ恐怖を抱きやすいことが明らかにされている（Leader et al., 2018）。

　本章で取り上げた彩音さんは、アニメのイラストについて友達と笑いあうなど、笑われ恐怖を抱いている様子はみられなかったが、ASD 者が笑われ恐怖を抱いている場合、自己支援的ユーモアのみならず、日常生活でユーモアを感じること自体が難しいと考えられる。実際に、Ruch et al.（2009）は、笑われ恐怖傾向と自己支援的ユーモアの使用頻度の間に負の相関関係があることを明らかにしている。つまり、笑われ恐怖が強いほど自己支援的ユーモアを使用しないということである。加えて、自己支援的ユーモアの使用を促す関わりを支援者が行うことが、ASD 者に恐れの感情を抱かせる可能性もある。そのため、支援者は関わっている ASD 者が笑われることに対してどのような認識を持っているのかをアセスメントしたうえで、笑われることが必ずしもネガティブなことではないことを伝えるなどによって、笑われることに対する恐怖を軽減した後に、自己支援的ユーモアの使用を促すことが重要である。

第4部
自分をつくる

第7章
人との関係のなかで自分を知る
——自己理解

　本章では、就学前に自閉スペクトラム症（Autism Spectrum Disorder：以下 ASD）と診断された弘夢さんの、主に小中学校時代の様子を紹介する。小学生の頃の弘夢さんは、自分が割り込みしたことには気づかないにもかかわらず他者の割り込みを大声で指摘したり、他者が自分をからかっていることに気づかなかったりなど、他者から自分がどう思われているのかを気にしない様子であった。中学生になると、他者から言われる自分と自分が思う自分にはズレがあることを認識し始めるが、なぜズレているのかという理由を見つけられないまま心身ともに不調に陥っていく。この自己をめぐるプロセスを、自分自身に対する評価的感情である自尊感情や、自分自身をどのような領域や対人関係のなかで理解するかという自己理解の観点から捉えていく。そのうえで、ASD 者の自己理解を対人関係のなかで育むために関わり手に求められることは何なのかを考える。

●事例

診断名：ASD
　幼児期の弘夢さんは、数字や電車などへの関心が強く、何時間でも1人

で没頭していた。何かのきっかけでその世界が遮られると、ひっくり返って泣きわめくため、両親は生活の難しさを感じていた。始語は3歳を過ぎてからで、コマーシャルやアニメのキャラクターのセリフをそのまま言うことも多かった。健診で言葉の遅れを指摘されたことをきっかけに、親子教室での相談や小児科受診につながり、就学前にASDと診断された。

　小学校は通常学級に在籍した。算数の計算は速くて正確。国語ではまだ習っていない難しい漢字まで正確に書くことができた。一方で、算数でも国語でも文章問題は大の苦手であったため、テストの点数はそれほど高くはなかった。授業中はブツブツ呟いたりニヤニヤ笑ったり、何やら自分の世界に入っている様子で、教員の全体指示に従えないことが多かった。クラスメイトに対しては、型にはまった丁寧語や、場にそぐわない大袈裟な声やイントネーションで話した。やんちゃな子が弘夢さんの話し方を真似てからかうこともあったが、本人は特に気に留める様子もなく、休み時間は1人で好きな本を読むなどして過ごしていた。それでも周囲からふと気になる（大抵は弘夢さんの好きなアニメや電車に関する）キーワードが聞こえると、嬉々として会話に加わることがあった。そんなときの弘夢さんは、話の流れなどお構いなく、「"銀河鉄道"って言えばIGR7000系でJR東日本701系と同じ仕様だけど0番代4ユニットは開業時にJR東日本から譲受したもので……」というような内容を早口で、きょとんとする周囲に構わず一方的にしゃべり続けた。途中で誰かが「その銀河鉄道じゃなくて」とか「ちょっと話変わるんだけど」と遮ろうものなら、弘夢さんは大きな声で「人が話している途中で割り込みしてはいけません！」と指摘した。もとはと言えば自分が割り込んだにもかかわらず、である。そんな調子であったから、弘夢さんには親友と呼べるような特定の友達はおらず、「ちょっと変わった弘夢さん」で通っていた。

　地域の2つの小学校区が統合される中学校の通常学級に進んでからも、交友関係は相変わらずだった。弘夢さんを小学校から知っている生徒も、そうでない生徒も、弘夢さんとは距離を置くようになっていた。弘夢さんの「ちょっと変わった」言動は、小学生の頃は面白がられたり不思議がられたりと、良くも悪くも反応されていたが、中学では見て見ぬふりをされ

ほぼ反応されなくなった。弘夢さんが何か話し始めると、クラスメイトは無言で目配せし合い「あ〜あ、また始まった……」とでも言いたげな表情を浮かべるが、当の本人はそのような視線のやりとりや場の雰囲気には微塵も気づいていない様子だった。

　その頃、筆者は小児科の心理カウンセリング室で弘夢さんと向き合いながら、「自分はどういう人？」と問いかけた。「僕はテスト勉強をする人ですね！　授業中に先生が、ここが出るよって言ったポイントを、しっかりと覚えるんです。そうやって、がんばって高得点を目指すんです」。とても丁寧な口調、やや硬さと大仰さを感じる抑揚で、弘夢さんは答えてくれた。筆者が「そうか、弘夢さんはそうやってテスト勉強をする人なんですね。テスト勉強をするのは好き？」と問うと、弘夢さんはピンと来ない表情で首を傾げた。「うーん、好きではないですね。なかなか100点が取れないからです。この間も、どうしてここ間違えたの？　こんな簡単な問題できないの？　って母に言われたんです。友達からも、僕は頭が悪いと思われていますね。本当は悪くないのに。テスト勉強しているにもかかわらず、言われてしまうんです」。「どうして言われるんだろうね？」という筆者の問いに、弘夢さんは間髪入れず「それは分かりません！」と、それを考えることはまるで自分の役目ではないと確信するような口調で応じた。そしてすぐ「僕が好きなのは何と言っても電車です！　電車が好きなのは小さい頃からで、大人になってもきっとずっと好きです。日本の駅名や路線は全部言えます。なかでも特に好きなのは……」と、筆者と目を合わせることなく弘夢さんは早口でしゃべり続けた。「将来はもちろん JR に就職したいです。それ以外は考えられません。山手線の運転士になりたいので、絶対に東京に住みます。最初は沿線の田端で 1K のアパートを見つけて暮らします。家賃は 8 万円くらい。そして 28 歳になったら結婚して吉祥寺にマンションを買って、間取りは……」と、弘夢さんの話は将来設計にまで及んだ。その内容は、直近の進学やパートナーに関する具体性には欠けているにもかかわらず、十数年以上先の居住地については驚くほど具体的な設定があり、ちぐはぐさを感じずにはいられなかった。

　そんな弘夢さんに対し、保護者や担任の教員は、「できていないことを

こちらがいくら指摘しても、本人はそれで反省することなくまた同じことを繰り返すので、どうしたらいいか困っています」、「自分の能力としてそれはできないのだということを認められないと、将来現実的な職に就くことは難しい。だから自分の能力をしっかり理解してもらいたい」という姿勢で、弘夢さんに対して「できていないこと」を伝え続けていた。学年が上がるにつれ、カウンセリング室での弘夢さんの発言には、友達や教員、保護者とのやりとりに対して感じる不安や違和感が表れるようになった。「クラスメイトが『石頭』と言うんです。『石頭』という人は実際にはいません。どうやら僕のことをそう呼んでいるようです。なんでそう呼ぶんだよっていう気持ちです」「先生に、もっと友達の立場に立って気持ちを考えないとダメだと言われます。僕は人の立場で気持ちを考えることが苦手なようです」。次第に弘夢さんは、外出や通学に対して消極的になり、不眠や動悸を訴え家にこもりがちになっていった。

●事例を研究知見とつなぐ
──自尊感情および自己理解の観点から事例をみる

●自分自身を認めるとは　自分自身を前向きに受け止め、その存在の価値を認められる感覚は「自己肯定感」「自己有能感」「自己効力感」「自尊感情」等と呼ばれ、今日の教育や育児において注目されるトピックになっている。このような様々な用語は、研究や文献によって定義が異なり、必ずしも用語の共通点や差異点が整理されているわけではない（田島・奥住, 2014）。では、自分自身を認めるとはどのようなことなのか。発達障害のある子どもは、自分自身を認めにくいのか。ここでは、先行研究として比較的知見が積み重ねられてきた「自尊感情」に着目する。

　心理学辞典によれば、自尊感情とは、自己に対する評価感情で、自分自身を基本的に価値あるものとする感覚（遠藤, 1999）である。発達障害のある子どもは、同年代の発達障害のない子どもたちに比べて、「できなさ」を示す機会が多いことから、自尊感情が低くなりやすいと想像することは難しくないだろう。しかし、ASD者の自尊感情に関する複数の先行研究をレビューした論文では、たとえ同じ尺度を用いた研究であっても、必ず

表1 ASD 者を対象に SPPC を用いた先行研究一覧

SPPC 対象者	学業	社会性	運動	容貌	振舞い	全体的自己感（自尊感情）
Capps et al.（1995） 　HFAut（CA9:3-16:10, 平均 FIQ102）18 名 　TD（CA9:6-14:1, 平均 FIQ108）20 名	≒	−	−			−
山内ほか（2003） 　HFPDD（小 4-6）8 名	≒	≒	≒	≒	≒	＋
Bauminger et al.（2004） 　HFAut（CA8.25-17.16, 平均 FIQ92.63）16 名 　TD（CA8.66-16.25, 平均 FIQ97.94）16 名	≒	−	−	≒	≒	≒
Vickerstaff et al.（2007） 　HFASD（CA7.92-13.92, 平均 FIQ105.41）22 名	・TD との比較なし ・社会性においてのみ、FIQ および抑うつ症状との負の相関					
岡・小野（2010） 　HFPDD（CA9:08-15:05, 平均FIQ101.6）16 名 　TD（小 4- 中 2 通常学級在籍）313 名 　Aut（CA14:00-17:09, 平均 FIQ55.2）10 名	≒		≒	＋	−	≒
小島・納富（2013） 　HFPDD（小 4-6 通常学級在籍）36 名 　TD（小 4-6 通常学級在籍）202 名	≒	−	−	−		≒
Goddard et al.（2017） 　ASD（ages 13-17, 平均 FIQ104.94）16 名 　TD（ages 13-17, 平均 FIQ106.69）16 名	≒	≒	−	≒		−

HFAut：高機能自閉性障害、Aut：自閉性障害、HFPDD：高機能広汎性発達障害、TD：典型発達
＋：ASD＞TD, −：ASD＜TD, ≒：有意差なし、空欄は実施なし
　　　　　　　　　　　　　　　　　　　　　　　　＊滝吉（2014）を改変

しも共通見解が得られていないことが明らかにされている（Ogawa & Kojima, 2020）。年齢や認知能力等を統制した ASD 群と非 ASD 群とを比較し、ASD 群は有意に自尊感情が低いと結論づける研究もあれば、有意差はなく両群同程度であるとする研究もある。研究間で対象の年齢や数、状態像が様々に異なることが理由の 1 つであろう。表1は、共通する尺度として Self-Perception Profile for Children：SPPC（Harter, 1985）を用いた

研究をまとめたものである。SPPC は、学業、社会性、運動、容貌、振舞いの５つの領域における自己評価と、自尊感情としての全体的自己感を捉える尺度で構成される。研究間で自己評価の各領域の結果が異なることや、対象者の年齢や数の違い、また自尊感情の高低の違いが見て取れる。ASD者の社会性や運動に関する自己評価が低いことを示す先行研究は複数あるものの、そのことが必ずしも自尊感情の低さとは関係していないことが分かる。

　では、弘夢さんの事例で考えてみる。小学校時代、からかわれても特に気にしない様子や、自分から会話に割り込み一方的に話しながらも他者の割り込みを非難する様子などから、弘夢さんは、周囲から自分に向けられた言動を通して自分自身のできなさを感じてはいないことが推察される。からかわれていると理解したうえで気にしない、というのではなく、からかわれていること自体に気づいていない。大好きなキーワードが聞こえたことが嬉しくて興奮するあまり、自分も割り込みしたことに気づいていない。自分の話し方を真似する他者が持つ意図、それを見て笑う他者の気持ち、他者どうしの会話の流れ、そういったことに無頓着であるから、他者の言動を自分自身に対する理解に反映させるに至っていない。

　中学生になって間もない頃の弘夢さんの自分自身についての語りは、他者から自分への働きかけと、自分自身が捉える自分に乖離があることの気づきが表現されている。母親から「こんな簡単な問題できないの？」と言われたこと、友達から「頭が悪い」と言われたこと、それらを体験上の事実として認識する一方、自分は「テスト勉強をする人」であるから「本当は頭は悪くない」という認識がある。そのような認識の乖離があること自体には気づいているものの、ではなぜそのように他者から言われることと自分自身で思うことが異なるのか？　というズレを考えるには至っていない。

●他者との関係性のなかで育まれる自尊感情　上述の弘夢さんのように、周囲の言動の意味に関心が向いていない状態のとき、もしくは、周囲から「できない」と思われていても自分自身で「できない」と思っていない場

合には、自尊感情は必ずしも低くならない。また、周囲から「できない」と思われていることと、自分自身で「できない」と思っていることが一致したとしても、そのことに自分自身が価値を置かない場合も、自尊感情は必ずしも低くならないだろう。そう考えれば、自尊感情が低くなるときというのは、周囲の言動を自分自身の気づきや感覚よりも優先し過ぎるときなのではないか。自分自身の「できない」体験を細やかに振り返る（どのようなときにはできて、どのようなときにはできなくなるのか、なぜできなかったのか理由を考えるなど）ことなく、周りからの「できない」という見方を自分自身にレッテルのように貼りつけてしまい、周囲から認められていないと感じる。それによって自分でも自分自身の存在意義や価値を感じられなくなってしまう。

　弘夢さんのように、他者の言動を自分自身に対する理解に反映させにくいタイプの ASD 児・者に対して、関わり手は「できていないことに気づいてもらわなくては困る」「できないという自己理解をするべき」といった感覚を抱きやすい。これは、関わり手側の評価と一致しない本人の自尊感情を何とか引き下げて、関わり手側の評価と一致させようとする行為である。Vickerstaff et al.（2007）によれば、年齢が上がるほど、また、認知能力（IQ 値）が高いほど、ASD 児・者は自分自身の社会的な能力を低く認識する。そして自分自身の社会的な能力を低く認識する ASD 児・者ほど、抑うつ傾向が高い。幼児期から児童期の弘夢さんは、他者の言動の意図に関心が向きにくかったり、十分に理解しにくかったりする ASD 特性が顕著に現れており、自尊感情は必ずしも低くはなかった。その状態に対し、周囲の関わり手が違和感を持ち、本人の気づきを置き去りにしたまま、自己理解支援と称して、本人ができていない他者の言動の意図理解を一方的に指摘し解説し続けた。弘夢さんの年齢や認知能力の発達とともに、その指摘や解説の内容そのものは理解可能となっていったが、本人の気持ちや感覚とは一致していなかった。そのようななかで弘夢さんは、どうやら自分は自分が思うほどにはできていないようだ、他者からはできていないと評価されているらしい、という実感の伴わないレッテルに縛られ、不安・不調に陥っていったのではないだろうか。

●自己の外的属性・時間的展望の特徴　滝吉・田中（2011）は、思春期・青年期の ASD 者が自分自身をどのように理解するかについて、典型発達者との比較を通した自己理解言及の検討を行っている。例えば、弘夢さんの「JR に就職したい」という言及は、「身体的・外的属性」領域の「外的所属」に分類される。この「外的所属」に属する言及は、非 ASD 者に比べて ASD 者が言及しやすい内容であり、「こうなりたい」もしくは「こうあるべき」自己の理想の形として語られることが多い（滝吉・田中，2011）。

　近年、学校教育法施行令の一部改正（2013 年）、障害者差別解消法の施行（2016 年）および一部改正（2021 年）、高校での通級制度の運用開始（2018 年）、障害者の雇用の促進等に関する法律の一部改正（2019 年）等、ASD 者の就学・進学・就労に関わる法律や体制の整備が進められてきた。そのような状況のもと、例えば就学・進学に関しては、地域の通常学校や通常学級に加え、特別支援学級や通級指導教室、特別支援学校等を視野に入れて検討する場合があったり、就労に関しては、一般就労の他、障害者雇用枠での就労や、各種事業所の利用なども視野に入れて検討する場合もあったりと、ASD 者の就学・進学・就労先は個々の状態像に合わせて非常に幅広い。障害の有無にかかわらず、思春期・青年期は進学や就職の移行期であり、自分についての語りを自身の外的所属に関連づけることは不自然ではない。しかし、ASD 者の場合には、自分自身の在籍や所属の存続や変更が、先の見通しや予測の持ちにくさ、新たな環境やパターンへの適応しにくさなどの特性とつながり、より大きな不安となって現れやすいと考えられる。

　弘夢さんの将来に関する語りのなかでもう 1 つ特徴的であったのは、職業や住居については驚くほど緻密でありながら直近の進学やパートナーに関する具体性が欠如するちぐはぐさである。ASD 者が自分の過去の体験や未来の姿を語る際、時間軸が飛び過ぎていたり近過ぎていたりするようなアンバランスさがみられることがある。自己に関する研究において、Neisser（1988）は、過去、現在、未来にわたる一貫した自分自身の意識を

拡張的自己（the extended self）と呼んだ。「ある特定の経験を持ち、ある特定の習慣をいつも行うのは、この私である」というような、個人の記憶と予測に基づく自己であり、過去方向と未来方向に意識を拡張させながら、同時に、現在の自己との一貫した連続的な感覚が必要になる。このような自己の意識は幼児期後半に統合されるが、同年代のASD児の場合には未統合であることが指摘されている（内藤, 2017）。内藤（2017）は、このような拡張的自己の未統合性が、ASD者が示すtime slip現象（杉山, 1994）や、限定された反復的な行動様式（APA, 2013）の背景にあることを示唆している。すなわち、今ここにいる自分を時間軸上で相対化し、過去または未来の事態と脈絡を持ってつなぐことの難しさである。この論に沿えば、ASD者の語りには、過去や未来の自分が今現在の自分とどのようにつながっているのかという観点が希薄であるため、その語りを聴く側は、前述したようなちぐはぐさやアンバランスさを感じるということになろう。

　このような先行研究をふまえながらASD者の自己に関する語りに耳を傾けると、そこには見通しの持てない分からなさが不安として反映されているのかもしれないし、過去や未来を現在と統合しきれていない様子が反映されているのかもしれないという解釈が可能となる。関わり手が、ASD者の語りの内容は現実的でないとか、こだわり過ぎだとか、現在とつながっていないと感じ、だからしっかり考えられていないと解釈してしまう危険性には十分注意したい。そのような理由でASD者の語りを否定するのではなく、どのようにしたら現実的になり得るのか、どのようにしたら現在とつながるのかを、一緒に考えていくことに意味があると考える。対人関係の難しさを示すことがASDの障害特性の1つであるからこそ、他者との対話から自己が生まれるそのプロセスに、関わり手が意識的に丁寧に並走することを心がけたい。現在の自分は、過去のどのような体験から生まれたのか、理想の将来に近づくためには、現在の自分がどうあればよいのかを、ASD者と関わり手がともに組み立てていく。そこには、関わり手自身が自己理解と向き合う姿勢と覚悟が必要となる。

●他者とつながり自己を理解する契機となり得る興味関心　弘夢さんの

「テスト勉強をする人」という典型的な行為や行動など「活動」についての言及、「電車が好き」という嗜好・興味・欲求である「注意関心」についての言及、「駅名や路線だったらすべて言えます」という「能力評価」についての言及はいずれも、上位概念として「行動スタイル」の領域における自己理解となる。この領域に関する自己理解も、非 ASD 者と比較して ASD 者に多いことが示されている（滝吉・田中, 2011）。このような言及には、ASD の障害特性としての興味関心の限局、いわゆる「こだわり」と言われるような、自分自身が好きでたまらない事柄に関する内容が、他者からどう言われるかや他者と比べることなど関係なしに、いかに自分にとって魅力的であり大切であるのかが肯定的に生き生きと語られる。滝吉・田中（2011）の研究では、ASD 者が他者との関係性に言及することなく自分について語るときには肯定的な内容が多いのに対し、他者との相互的な関係性をふまえて自分について語るときには否定的な内容が多くなること（例えば「友達に言われたことを言葉どおりに受け取ってパニックになってしまって、いつも周りに迷惑をかけている自分」など）が明らかにされている。これは、非 ASD 者の場合と正反対である。非 ASD 者の場合には、他者との関係性に言及することなく自分について語るときに否定的な内容が多く（例えば「予定どおり物事が進まないとイライラする」「自分の体型が気に入らない」など）、他者との相互的な関係性をふまえて自分について語るときに肯定的な内容が多くなること（例えば「友達に対して親切にする自分」「誰とでも仲良くなれる自分」など）が示されている。

　このことから、興味関心の領域は、ASD 者が自分自身を肯定的に認める感覚を得られる重要な領域であることが示唆される。従来、ASD はその社会的コミュニケーションや対人的相互反応における特異性に大きく焦点が当てられ研究知見が積み重ねられてきた一方、行動・興味・活動の限定された反復的な様式の側面については、研究として取り上げられることが少なかった。少ないながらも近年注目されるようになってきた、ASD 者の特別な興味関心に関する研究では、ASD 者と非 ASD 者の間で興味関心を抱く対象の数や範囲には差がないことが明らかにされている。一方、興味関心の対象は、非 ASD 者が対人的・スポーツ的な分野が多いのに対

してASD者は事実的、物理的、感覚的な分野が多いことや、その関心の強度が強いこと、症状や問題行動の発現と関連していることなど、質的な違いがあることも指摘されている（Anthony et al., 2013; Turner-Brown et al., 2011）。また、Winter-Messeiers（2007）は、ASD者およびその保護者を対象としたインタビューにより、ASD者が特別な興味関心について語るときには自分自身について肯定的で自信や熱意に満ちた様子で語ること、にもかかわらずASD者の興味関心の領域は社会的には不適切とみなされることが多かったり周囲に誤解されたりしており、他者との間で話題になることが少ない現状を報告している。さらに、ASD者にとっての興味関心の領域は、ストレス、不安、フラストレーションを自己調整し落ち着ける効果があることや、社会性やコミュニケーション能力を促進することを指摘し、積極的に教育に活用していく重要性を主張している。

　ASD者の興味関心について、一般的ではない、キャリアにつながらない、対人的ではない、年齢的にふさわしくないなど、関わり手が否定的に解釈する理由は、様々想像される。しかし、上述のような先行研究をふまえれば、関わり手は、ASD者の興味関心の対象や強さを認め、その世界を共有できる相手として機能することが求められるのではないか。同等に知識や関心を持つことは難しくとも、その興味関心を持つASD者を尊重し、話題を展開するやりとりこそが、ASD者の心理的安定を促し、興味関心の世界を通して他者とつながっていく。その過程が自己理解の形成を促進するであろう。

　ASD者が自分の興味関心の持ち方をどのように理解するかという点について、古長（2020）は、「新しいものを試してみたいと思う」「新しい場面に心惹かれる」などの探索的関心が非ASD者に多く、「一度気になったことはとことん調べようとする」「一度気になったことはとことん調べようとする」などの追究的関心がASD者に多いことを示したうえで、ASD者が自分自身の探索的関心の高さを認識することが精神的健康に寄与するとしている。ASD者の追究的関心を保証しつつ、それを探索的関心に広げられるよう、関わり手がそのきっかけとしてのタイミングや場所をサポートすることが重要である。興味関心を通しての新たな他者、場所、

事象との出会いの体験が、「新しいものも悪くない」「新しい場面でも大丈夫」という自己の感覚を育むのではないだろうか。実際に、興味関心を積極的に活用したグループセラピーにより他者意識の形成が促進されたASD事例（古長ほか, 2018）や、興味関心の世界を介した特定の他者との関係形成が孤独感を和らげ自分を省みる視点の獲得につながったASD事例（稲垣, 2022）の報告もある。

　以上より、ASD者の興味関心の領域については、関わり手がその重要性を認め保証すること、興味関心を介して他者とつながるきっかけをサポートすることが望まれる。それらの経験を通して、ASD者が自分自身を肯定的に認める感覚、ストレスや不安を調整する能力、新たな他者や事象との出会いに対する積極性などを、獲得・促進していくことが期待されよう。

●支援のポイント

　自己が他者との関係性のなかで形成され育まれることに基づけば、自己理解支援は対人関係支援であるとも言える。ASD者と他者とのつながりをいかに支えていくかと同時に、ASD者と関わる他者としての関わり手自身との関係について考えたい。

　中学生になって間もない頃の弘夢さんのように、他者から言われる自分と自分自身で思う自分にはどうやら乖離があるようだ、ということへの気づきや葛藤は、絶好のチャンスである。自分が思う自分を認めつつ、他者からの視点を自己内に反映させ自己理解を深めることに発展し得るチャンスであり、そのためには他者との対話が必要となる。一般的には、発達に伴って、親子関係、友人関係、教師と生徒の関係などのなか、日常会話を展開する能力や他者を参照する能力などによって、自然と獲得したり解消したりされることなのかもしれない。ASD者の場合には、関わり手がその気づきや葛藤を敏感に捉え、意識的に対話環境を整えることが一助となるだろう。まずは、ASD者が自己についての戸惑いを表出できる相手として関わり手が機能するためにも、決して一方的に関わり手側の評価を押

しつけることのない関係性を日常的に築きたい。滝吉（2022）は、ASD
を含めた発達障害児の自己理解を育むためには、関わり手自身も自分と向
き合う必要があると述べ、次の3点を挙げている。子どもが自分のできな
さと安心して対峙できる環境を整えること、誰が何に価値を置いているの
かを整理すること、関わり手自身が自分を知ろうとするうえでのモデルに
なることである。

　また、すでに述べたように、ASD者の興味関心の領域を大切にする関
わりを心がけたい。好きなことに没頭するASD児・者の姿は、関わり手
の関心の持ち方次第で、瞳を輝かせながら生き生きと取り組む魅力的な姿
にもなり得るし、閉鎖的な空間で偏った知識を一方的に羅列する不適切な
姿にもなり得る。前者として捉え、その世界をそのまま受け止め尊重し、
その世界にちょっとお邪魔させていただく感覚で、こちらに足りない知識
を質問し教示してもらったり、その世界で感じたことを自分なりに表現す
ることを試みたりしてみる。すると、彼ら・彼女らにとって大切なものを
紹介しようとしてくれたり、分かりやすく説明しようと試みてくれたりす
ることがある。その世界のなかで少しこちらの存在を認めてもらえたよう
な感覚になる。また、彼ら・彼女らにとっても、好きなものを人と一緒に
分かり合うことも悪くないと思ってくれる感覚につなげたい。そのための
方法は、話し言葉に限定されない。

　これまで述べた一連の特徴ややりとりは、話し言葉を主たる表現手段と
した場合のものであるが、その他にも例えば、自分がどのような人間であ
るのかや自分の大切なものなどを写真を撮って表現する写真投影法（大石
, 2010; 田澤, 2010）や、描画を媒体にその内面世界を捉えようとする方法
（文山, 2020; 塩本, 2011）など、自己を引き出す方法は様々ある。ASD者の
自己の様相を多様な方法で引き出す関わり手の視点も重要となるだろう。

コラム⑦　「友達になる」ってどういうこと？

　皆さんは「ASD の人も友達を欲しがっている」と聞いたら、どう思うだろうか。ASD は対人的相互反応の質的な障害による診断だから、「そもそも 1 人が好きなのでは？」「友達がいなくても平気なのでは？」と思うかもしれない。しかし、1 人でいることが多かったり、特定の集団に所属していない等の点で ASD 者は「孤独」を認識している（Bauminger & Kasari, 2000; Bauminger et al., 2003）。そして、友人関係の認識が孤独感の低下や自尊感情の高さに関連すること（Bauminger et al., 2004）や、ASD 特性の強さが孤独感と結びつく場合、孤独感の高さがうつ症状を媒介し自傷行為を引き起こすこと（Hedly et al., 2018）などが指摘されている。つまり、ASD 者も友達を希求し、友達との関係が生活を豊かにしているといえよう。

　では、友達とは一体どのような存在か。一緒にいる＝ Companionship（共行動）、安全に秘密を打ち明けられる＝ Security-intimacy and trust（親密性）、手伝ったり手伝われたりする＝ Help（手助け）、感情的なつながりや評価の反映＝ Closeness（近接性）などの友情の質が、ASD 者は乏しいとする報告が多い。それに対し、相手と口論したりする＝ Conflict（葛藤）については、ASD の有無で差が無いことが報告されている（Petrina et al., 2014）。

　ASD の障害特性として、目的が明確でないまま他者と行動を合わせることや、「心の理論」に関連するような秘密の共有などが難しいことが影響しているのだろう。また、関係の近さを測ることの苦手さや、相手が困っている状況や自分が手伝われたという状況に気がつきにくかったりすることから、「共行動」「親密性」「手伝い」「近接性」などの観点から友達を意味づけにくいと考えられる。一方、他者への配慮が行き届かず相手との意見の相異を率直に表現して「葛藤」が生じるような機会は容易に起こり得るだろう。

　しかし、このような結果は、友人関係についての一般的な定義の幅や質を「枠」として当てはめ論じているに過ぎない。「枠」に当てはまる姿を相手に求めるのではなく、あなたとその人の二者間にしかない関係性に意味づけることで、唯一無二の友達の存在が浮かび上がるのではないだろうか。

第8章
障害のある自分らしさとは何か
—— 障害アイデンティティ

　本章では、成人期に自閉スペクトラム症（Autism Spectrum Disorder：以下 ASD）と診断された由美さんの、診断と出会うまでのプロセスとその後の様子を紹介する。由美さんは"石"に対する強い興味と関心があるが、周囲にそれが受け入れられない経験を多くしてきた。加えて、小学校高学年頃から、周囲の女子たちとの間で対人トラブルになることが増え、「自分は周りとは何か違う」「自分は一体何者なのか」と感じるようになる。悩み続けた結果、成人期に ASD の診断を受けたことで、自身のことを「ASD である自分」として理解するに至る。本章では、このような「ASD である自分」を理解するプロセスについて、「障害アイデンティティ」の文脈で捉えていく。また、由美さんは石への興味関心が自身の強みとなり得る一方、「石が好きな自分」やそれに関係する「ASD である自分」を肯定的には受けとめ難い現状にあった。これについて、障害アイデンティティに影響を及ぼす環境という側面から考えていく。

●事例　由美さん

　診断名：ASD

由美さんは、幼少期の健診で発達上の指摘を受けたことはなく、両親は「普通の女の子」として由美さんを育てていた。4歳のとき、煌びやかなスカートを着てピアノの発表会に出る由美さんを見て、両親は「本当に女の子らしいね」と微笑むのであった。そんな「女の子らしい」由美さんについて、両親が気がかりだと感じていることが1つあった。それは、由美さんの石に対する強い関心である。とある博物館の岩石展へ行ったとき、火成岩の展示に心を奪われたのをきっかけに、由美さんは様々な石に興味を持ち始めた。その日から、由美さんの頭の中は石のことばかり。「大きくなったら石の研究者になりたい！」と、毎日外に出ては黙々と石を拾い、顔に近づけてじっと観察したり、集めて並べて眺めたりしていた。公園では、他の女の子たちがしている人形遊びやごっこ遊びには一切関心を示さず、泥だらけになりながら1人黙々と石を拾い続けるのであった。両親はそんな由美さんに「もっと女の子らしいことをしなさい」「そんなことしてないでお友達と遊びなさい」と言い聞かせていた。しかし由美さんの石への関心はその後も途絶えず、石集めに没頭するあまりピアノのお稽古にも次第に行かなくなり、両親も落胆するのであった。

　小学校入学後は、先生や同級生に対し、ところかまわず一方的に石のことを話す等、何となく周囲から浮いていることはあったが、由美さん自身は特に違和感を抱かず元気に学校に通っていた。特に、石の話をしている間は由美さんの表情が一番生き生きとするのであった。しかし、中学年になった頃には周囲の同級生は陰で「由美ちゃんってちょっと変じゃない？」と話し、先生たちは「石のことじゃなくて、もっと学校のお勉強をしなさい」と叱るのであった。ついには、「宿題する時間のためにも、放課後の石集めは禁止させてください」と、先生から両親にお達しが出る程であった。

　由美さんが自分の違和感に気づき始めるのは6年生の頃。周りの女子たちがグループになってお揃いのものを身につけ、何をするにも一緒に行動するなか、由美さんは授業の一環のクラブ活動にて、A子とB子と仲良くなり、初めて友達3人組で活動するようになった。しかしある日、同級生のD子について、2人から「D子ってなんか走り方変じゃない？　きも

いよね〜」と言われ、由美さんは返答に困ってしまう。「……どこが変なのか分からないけど……。Ｂ子もあんな感じだよ？」と伝え、Ａ子とＢ子の雰囲気がピリっとなるのもお構いなしに「あ！　そういえばさ」と石の話を始める。その次の日から、２人には無視されるようになった。さらには「由美ちゃんは石のことしか頭にない変な子」という噂も２人から出回っているようだった。初めて友達ができた由美さんにはショックな出来事で、これをきっかけに「私って変なの……？」と思うようになっていった。

　このような、由美さんにとってよく分からない対人トラブルは中学生でも続き、その度に「私だけみんなと何か違うのかな……」と違和感を抱き、「自分はダメな人間なんだ」と思うようになっていった。一方でそんななかでも、石に触れる時間は唯一至福であり、放課後には、周囲の女子生徒たちが集まって宿題をしたり、ファストフード店で“おしゃべり”をしているのを横目に、由美さんは制服姿のまま、１人河川敷のぬかるみにしゃがみ込んで石を拾うなど、小さい頃と変わらず石集めに熱中していた。制服に泥がつくことなど、由美さんにとっては全くお構いなしであった。しかし、同級生には「おかしい」とからかわれ、同性との関わりの少なさを見兼ねた両親には、拾った石については何も言及されなかったうえ「女の子なんだから」「もっと友達と一緒に遊びなさい」と言われ続け、由美さんは「私がやってることって駄目なことなのかな」と思い悩んでいた。一方で、「なんでみんなと違うんだろう？　なんでおかしいんだろう？」とその原因を見つけ出すことは簡単ではなかった。「私っていったい何者なんだろう？」。由美さんは長い間疑問を持ち続けていた。

　周囲から浮くことを恐れた由美さんは、高校生になり、周囲に馴染めるようにソーシャルスキルの本を読んだり、周囲の女子の話し方を見て必死にコミュニケーションスキルを学んだ。由美さんは「自分が思ったことは他の人に言っちゃだめなんだ」と思い、同級生と話すなかで他の同級生の悪口や、思ってもいないことに対して同意を求められるなど、由美さんにとって不快なことを言われても「うん、そうだね」と返すようにした。大好きな石の話は一切しなくなった。「昨日、こんな石を拾ってねー」と、

出かかった言葉を抑えては周囲の理解不能なガールズトークに耳を傾けて「うん、そうだね」と頷くのであった。しかし、そんな"仮面"を被って適応しようとした末、高校3年生になる頃には体調に異変が起きていた。不眠、憂うつ感、収まらない頭痛や腹痛等の症状で、1日中自室にこもることも多く、大学受験どころではなかった。高校を休みつつ内科で出された薬を飲むことで、療養生活を送っていた。

　その後、1年間の通院と浪人生活を経て、由美さんは地方の大学に入学し、1人暮らしを始めた。しかし、大学でも依然として友達の作り方は分からず家でも大学でもいつも1人で過ごしていた。さらに、今となっては石集めを止める先生や親もいないが、石と向き合う時間にふと「でもこれって変なことなんだよね」と好きなことに打ち込める自分をポジティブには捉えきれずにいた。

　大学4年生になり就職活動の時期に突入したものの、石以外に関心の持てるものがなく、進捗は芳しくなかった。進路について悩んだ末に学生相談に行ったところ、カウンセラーにクリニック受診を勧められ、受診先でASDと診断された。最初は驚いたものの、「そうだったんだ」とASDという枠組みのなかで自分のこれまでの状況を理解し、安心感を得ていた。しかし、石への強い興味関心の背景にASD特性があるということを知ったうえで「むしろ将来に活かせるかも」と期待を覚える一方、「でも、世間ではこれが障害なんだ……」「これ（ASD特性）のせいできつい思いをしてきたから」と、障害へのネガティブなイメージや感情がその考えを妨げる。由美さんにとって「石が好きな自分」は、自分や人生を説明する"核"であるが、世間からの見られ方や、石好きに伴うこれまでの苦労があるために、「そんな自分でも良いんだ」とは思いきれなかった。

　しかし、そのようななかでもASDについてもっと知りたいと、ASDの特徴がまとめられた本や当事者の手記を読んだり、SNSでASDに関する情報を検索することを通して、徐々に「ASDである自分」に対する理解を深めていった。さらには、主治医の勧めで女性ASD者のグループにも参加することになった。由美さん以外に高校生から成人までの女性ASD者がおり、それぞれが自分の興味（アニメ、アイドル、歴史等）について話

したり、人間関係での困り感の話題で会話を弾ませた。由美さんはそこで初めて他者と共感・理解し合い、つながりあえる時間を経験し、「自分はこの集団の一員なんだ」「他の ASD の人と同じように、自分も ASD で良いんだ」と感じるようになった。

このように、診断告知の経験や ASD に関する情報への関心、他の ASD 者との出会いを通じて、由美さんはこれまでの経験や「ASD である自分」について、時にはネガティブに感じることがありつつも、自分の存在とは切り離せない重要なものとして理解するようになっていった。

●事例を研究知見とつなぐ
──障害アイデンティティの観点から事例をみる

● ASD 者における自己アイデンティティの課題　私たちは、特に思春期・青年期頃になると、「自分は何者なのか」という課題に直面する。その答えの探求を通じて、「自分はこういう人間だ」「これが自分だ」という感覚を得ていく。この感覚を一般的には "アイデンティティ" と呼び、これまでに数々の研究がなされてきた。

アイデンティティ研究は、エリクソン（Erikson, E. H.）が提唱した心理社会的発達段階における自己アイデンティティと、タジフェル（Tajfel, H.）の社会的アイデンティティ理論による社会的アイデンティティの大きく 2 側面からアプローチされている。ここではまず前者について説明する。自己アイデンティティとは、自分自身が斉一性・連続性を持って、特定の社会的現実のなかで定義されている自我へと発達しつつある感覚である（Erikson, 1959 小此木訳 1973）。言い換えると、時間的変化のなかでも「これが自分だ」という一貫性を持っており、さらに、そのような自分が社会のなかでも適切に意味づけられているという感覚のことだと言える。この感覚を得るプロセスについて、杉村（1998）は、「自己の視点に気づき、他者の視点を内在化すると同時に、そこで生じる両者の視点の食い違いを相互調整によって解決するプロセス」としている。つまり、自己アイデンティティの確立は他者との関係性のなかで進んでいくと言える。

しかし、ASD 者は以下のような背景から自己アイデンティティの確立

の困難さが推測される。ASD 者は、他者と関わり、考えや感情を共有・共感することや、複雑な社会的手がかりの処理・反応の困難さ等の社会的コミュニケーション能力の特異性により、周囲の他者との相互交渉に困難さを抱きやすい（APA, 2013; 熊谷 , 2014）。例えば由美さんは、他者の気持ちや反応、周囲の空気を感じ取ることに苦手さがあり、相手の反応を見ずに自身の好きな石について一方的に話し過ぎたり、D 子について「変じゃない？」と同調を求められた際に、他者の感覚に共感することが難しく、結果的に発言者の B 子に対して失言したりすることがあった。加えて、ASD 者は他者との関係性においては自身のできなさや困難さを認識しやすく、自己を否定的に捉えやすいとされる（滝吉・田中 , 2011）。すなわち、ASD 者にとって、他者との関係性のなかで自己アイデンティティを探っていくことには多大な苦悩が伴うのである。由美さんは上記のような対人関係上のやりとりのなかで、他者に避けられる等の否定的な経験をしていた。しかし、これらの原因が何であるのかも分からず、自分自身を理解する枠組みがない状態となっていた。「自分はダメ人間なんだ」という言葉にあるように、このような状態では自身の否定的な側面に帰属するしかなかったのだと言える。これは、まさに自己アイデンティティの確立の難しさに関する ASD 者の典型例である。

●社会的アイデンティティとしての障害アイデンティティ　社会的アイデンティティは、タジフェルによって提唱され、「自分はその集団の一員だ」という意識の強さを表す成員性と、その集団の成員であることに伴う誇り等の価値や情緒的意味を指す（Tajifel, 1978）。このような社会的アイデンティティが、個人の自己概念や他者理解、行動に影響を及ぼすとされる（小松ほか , 2002）。

　本章で注目する障害アイデンティティは、この社会的アイデンティティの 1 つとされている（例えば Cooper et al., 2017）。社会的アイデンティティには、国籍、民族、性別、職業等の集団が含まれ、近年では障害もそのなかに位置づけられるようになってきた。特に ASD 者における障害アイデンティティについては、ASD を障害ではなくむしろ尊重されるべき多様

性の一部として、「自分から切り離せない」「否定的なものでないから切り離す必要がない」と捉える ASD 当事者の権利擁護運動から発展した（例えば Dunn & Andrews, 2015）。

　ところで、社会的アイデンティティの概念は、集団への所属や成員性に焦点を当て、集団間で生じる社会的過程（例えば、外集団への偏見や差別等）を集団に関する個人の認知やそれに付随する動機づけによって説明するため、エリクソンの自己アイデンティティの概念とは異なる系譜上にある考え方であるとされる（小松ほか, 2002）。しかし、社会的アイデンティティにおける「自分は○○という集団の一員である」という所属感や成員性が、自己アイデンティティにおける「自分はこういう人間である」という自己定義に寄与する可能性があることを考慮すると、社会的アイデンティティは自己アイデンティティに内包される関係にあることが推測される。したがって、本章でもこの関係性をふまえ、自己アイデンティティとの関連から障害アイデンティティに着目していく。

　社会的アイデンティティの種類は個人のなかでも複数存在するが、それぞれが自己イメージや自己定義にとってどの程度重要であるかは異なる（Settles, 2004）。例えば、由美さんの場合は、女性であることや学校等の所属による社会的アイデンティティが想定される。しかし、由美さんは上述した対人コミュニケーションの苦手さや、思春期女子に特有の「自分たちはおんなじだ」という内面的類似性の確認によって成り立つ人間関係（保坂・岡村, 1986）の理解に難しさがあり、「女性としての自分」という社会的アイデンティティを獲得しづらい状況にあった。さらに、高校では不眠や抑うつ、心身症等の二次障害を呈することによる社会活動の困難さから、進路決定にも不安定さを示し、高校という集団から出た後の具体的な所属先も明確になっていなかった。すなわち、自己アイデンティティに加え、「自分はこの集団の一員である」という社会的アイデンティティの明確な感覚を得ることも難しかったのである。

　このような自己アイデンティティや社会的アイデンティティの獲得に難しさのある ASD 者にとって、障害アイデンティティの存在は重要な役割を果たすと考えられる。当事者である綾屋紗月氏の自己記述（熊谷, 2014）

によると、周囲の感覚への共感できなさ・周囲による共感されなさから、集団からの疎外感や自分が何者か分からない不安を抱いていた一方、診断名という"切符"を手に入れたことで、「自分と同じカテゴリーの集団に参加できる」「その時々で断片化した過去の私が1つの時間軸に並ぶように現在の私に統合された」等の感覚を得たとされる。加えて、他者への共感に困難さがある ASD 者でも、自分と同じく ASD 特性のある者には共感しやすかったり（Komeda et al., 2015）、同じ ASD の名前があることでコミュニティへの所属感が得られ、より肯定的な障害アイデンティティを獲得すると言われている（Kidney, 2015）。すなわち、ASD 者は ASD というつながりのなかでは、集団内で自分の位置づけが可能になり、障害アイデンティティの感覚が得られるのである。

　由美さんの場合、自身のうまくいかなさの原因が特定できないまま、「自分は何者なのか」という自己アイデンティティの課題に長らく直面していた。それに対して明確な診断名が与えられたことにより、ASD という枠組みのなかで自分自身のこれまでの経験を意味づけることができた。まさしく、これは障害アイデンティティの獲得と言え、かつ自己アイデンティティの課題にも寄与したとも言えるだろう。

● ASD 者における障害アイデンティティの様相と"強み"への着目　まずは ASD 者の障害アイデンティティのより詳しい様相について見ていく。先行研究に基づき（例えば Jarrett, 2014; Kidney, 2015; Leach et al., 2008; McDonald, 2016）、筆者が ASD 者の障害アイデンティティの様相を分類したところ、以下4つの側面があると考えられた。

　1つめは、「自分の存在を確かにする」側面である。例えば、自分が ASD であることを「自分が誰であるかの広範な部分である」といった捉え方（例えば Kidney, 2015）に代表され、これは ASD であることが自分にとってどの程度重要なのかに関わる側面であると言える。診断を受けた由美さんが、自分の人生や自分の存在を説明するために ASD であることを重要なものとして捉えていたことは、この側面を表していたと言えるだろう。

2つめは、「集団への所属感や集団内のつながり・仲間意識を強める」側面である。これは、社会的アイデンティティを最も直接的に説明している側面であると言え、自身を他のASD者と同じ集団の一員として感じ、その感覚をもとに行動することを指す（Cooper et al., 2017）。その例として、「私はASDのコミュニティに属しているという強い感覚を持っている（Kidney, 2015）」「私はASD者との絆を感じる（McDonald, 2016）」等が挙げられ、このような感覚により他のASD者に対する行動が動機づけられる。由美さんは、診断を受け、かつ実際にASDの診断のある人と関わることで、この感覚を強く得ていた。

　3つめは、ASDに関する情報・出来事への興味・関心を強める側面である。例えば「私はASDの著者によって書かれた、あるいはASDについて書かれた書籍、雑誌、情報を読むことが楽しい（Jarrett, 2014）」などを指す。すなわち、ASDに関する情報に強い関心を示し、それを得ることで自己の集団への意味づけがより確固たるものになる。由美さんが診断後にASD自体に関心を持ち、そのなかでASDである自分のことを理解していたのも、この側面を表していると言える。

　4つめは、「自分の能力や強みを価値づけ、誇りを与える」側面である。例えば、「私はASD者なので多くの強みがあると思う（Kidney, 2015）」等が挙げられ、能力や強みをASDに起因するものと捉えている。これにより、自分自身の特性を意味づけ、価値づける枠組みとなり、その枠組みによって支えられる実感を得ることができる。

　これらの側面のなかでも、特に4つめの感覚はASD者の障害アイデンティティに重要な側面であると考えられる。なぜなら、この側面により、ASDである自分を肯定的に捉えるか否かが変わり、ASD者の精神的健康に大きく関わる可能性があるからである。以下では、関連するキーワードとして「強み」に焦点を当て、特に4つめの側面について考えていく。

　強みの定義は研究者によって様々であるが、駒沢・石村（2016）は「その人特有の思考・感情・行動に反映される力であり、その人にとって特別な意味を成す、生きる上で頼りになるもの」と定義づけている。以下この定義に沿って強みを捉える。

そもそも、ASD 者の自己理解の特徴として、滝吉・田中（2011）は、他者の存在や影響を全く考慮せず、かつ能力評価（例えば、勉強ができる・走るのが速い等）や注意関心（例えば、〜が好き・〜に関心がある等）に基づいた自己理解をする場合は、自己を肯定的に理解し、自尊感情の維持につながる可能性を述べている。ここでの能力や注意関心は強みとも捉えられるだろう。次に ASD 者の強みの理解については、特に他者との関わりとは無関係な強み（例えば、向学心・勤勉等）は ASD 者にとって強みとして受け入れやすく、そのような強みの自覚が精神的健康の向上につながるとされている（古長, 2020）。これらをふまえると、他者の存在が関わらない自身の能力や、興味・関心といった強みを自覚することが、ASD 者の自己理解に重要な役割を果たすと言える。加えて、このような強みを、ASD であることに基づいて理解した場合、ASD 者が ASD である自分をより肯定的に捉えられるのではないだろうか。

　由美さんの場合、石に対する強い興味関心は、まさに強みと言えるだろう。なぜなら、石への興味をもとに将来を考えたり、石に触れる時間には生き生きとした表情で至福だと感じたり、石集めに長い時間没頭するなど、由美さんの思考・感情・行動それぞれに大きく影響を与えていたからである。さらに、青年期には「石が好きな自分」が、自分の存在や人生を説明する "核" ともなり、由美さんにとって石は特別な意味を成す、生きるうえで頼りになるものであったと言える。しかし、石好きであることは、由美さんにとっては肯定的な強みとして認識されておらず、「石が好きな自分」を肯定的には捉えられずにいた。つまり、上述した 4 つめの感覚が得られていなかったのだと言える。この背景には、由美さんが過ごしてきた環境に要因があると考えられる。それについて、以下で詳述しよう。

●日本社会の風潮が障害アイデンティティに与える影響　強みをめぐる障害アイデンティティについて、以下では、日本社会の風潮との関係から考えていく。社会の風潮について、日本には他者と異なる者として目立つことよりも、集団に馴染むことで集団内の調和的な関係性の維持が求められる風潮がある（Yuki, 2003）。つまり、集団同調性を重視するあまり、個人

の独創性には目が向けられにくいと言え、このような風潮のなかでは、たとえ自身が誇りに思える強みがあったとしても、教育場面などの社会生活では受け入れられにくい可能性がある。実際に松村（2018）は、発達障害児を含めすべての子どもには、弱みとなる部分（障害）と、強みとなる部分（才能）があるが、日本では、少なくとも公教育における制度上では才能に着目した教育が存在しないため、教育現場では障害への対応で手一杯となり、才能を尊重する支援が重要視されにくいことを、日本の教育現場の課題として指摘している。

　由美さんの場合、石に対する強い興味関心は、由美さんの将来の夢などの自信や誇りにつながり得る重要な強みであったにも関わらず、学校の先生は「宿題ができない」といった弱みへの対処が基本となり、強みとなり得る興味関心に基づく言動にはふたをするような関わりを続けていた。さらに、同級生たちも自分たちとは異なる由美さんの独特さを受け入れられず、からかいの対象と捉えるにとどまっていた。このような周囲の関わりが、次第に由美さんの自己評価の低下につながっていたことは容易に想像される。これらのネガティブ経験により、石への強い興味関心はむしろ「悪いこと」「変なこと」と捉え、これが後にASD特性に関係すると意味づけられてもなお、由美さんのなかにセルフスティグマとして残ることになっていた。滝吉・田中（2011）は、ASD児が自身のこだわりについて生き生きと語る一方、それらについての肯定的な言及は少ないことに対し、こだわりが発揮されるタイミングや場所次第ではそれが不適切なものとして周囲から抑制される体験があることを指摘している。これはまさしく由美さんが経験していた境遇と類似していると言え、周囲の環境の重要性を裏づけると言えるだろう。

●**女性であることと社会的カモフラージュが障害アイデンティティに与える影響**　従来のASD研究では、症例数の多さから男性を中心に研究が進められてきた。そのため、女性ASD者は、性差を考慮されにくく男性の症例をベースとして理解される傾向があり、症状が見逃される、診断が遅れる等のリスクが高い（例えばLai & Baron-Cohen, 2015）。このような女性

ASD 者の症状を、さらに見えにくくしている要因として、近年では社会的カモフラージュ（Social Camouflaging：SC）が注目されている（例えば Hull et al., 2017）。

SC は、ASD 者が社会的場面において自身の特性を目立たないようにするために用いる方略である（Hull et al., 2019）。SC は、「補償（Compensation：社会的困難やコミュニケーション上の困難を補う戦略）」、「仮面（Masking：ASD 特性のない人として振舞う戦略）」、「同化（本人が不快に感じる社会的状況に合わせようとする戦略）」の 3 つに分けられる（Hull et al., 2019）。本事例でも、いくつかの SC の手法がみられていた。例えば、高校生になった由美さんがコミュニケーションスキルを必死に勉強していたのは、補償の戦略に該当する。また、そのうえで大好きな石の話を一切しなくなったことは、仮面の方略だと言える。理解不能かつ不快なガールズトークにひたすら同意し続ける戦略は、同化に該当すると言えるだろう。

このような SC は、ASD 者では男性より女性のほうが多く使用しやすい（Hull et al., 2019）。その背景の 1 つに、女性の性役割等への社会的な期待がある（例えば、出水・石丸, 2021）。これは例えば、職場や学校等の社会的場面において、女性が女性的に振る舞うこと（例えば、見た目や関心、コミュニケーションスタイルにおける女性らしさ：Tierney et al., 2016）が周囲から期待されるような雰囲気を指す。しかし、これに対して SC で対処し続けることは、ストレスや不安、抑うつ等の精神的および肉体的にも負担をかけることになり（例えば Hull et al., 2017）、さらには社会的アイデンティティの混乱にもつながる（Bargiela et al., 2016）。今回の事例では、特に由美さんに対する両親の「女性であること」に対する強い期待感が、由美さんの SC（特に仮面の方略）を助長していた。高校生の時点で由美さんは診断を受けてはいなかったが、結果として両親の言動が「女性としての自分」と「石が好きな自分」の間をせめぎ合うきっかけとなっていたのである。

●支援のポイント

●"ASDである"というつながりのなかでの自分　上述のとおり"ASDである"というつながりのなかで、ASD者は自分の位置づけが可能になり、障害アイデンティティを獲得しやすくなる。由美さんの場合も、同じASD者とのつながりが、「ASDである自分」の理解に影響していたと考えられる。由美さんはそれまでに他者とのつながりがなかったわけではないが、その基本はSCにより成り立っていた。SCにより本当の自分が理解されにくく、つながりのなかでも孤独を感じ、集団への帰属意識が伴わないケースは多い（例えばHull et al., 2017）。由美さんの場合も同じ変遷をたどっていたが、明確に診断名を得たことや、似た特徴や経験を持っているほかのASD者とのつながりが、その打開策となった。もちろん、すべてのASD者において同様にASD者とのつながりが重要であるとは限らない。学業や職業面での成就から明確な所属集団を得て、その社会的アイデンティティを自身のなかで重要なものとして獲得する者もいるであろう。しかし、明確な社会的アイデンティティがなかった由美さんのようなケースでは、ASDという診断名をきっかけにほかのASD者とのつながりを得ることで、障害アイデンティティを獲得することが重要であったと言える。

●"強み"を活かすこと　ASD者の障害アイデンティティにおいて、強みに着目することの重要性は上述したとおりである。日本の教育場面での優れた才能や個性への着目は、文科省の第2期教育振興基本計画（文部科学省, 2013）をはじめ、少しずつ充実してきている（松村, 2016）。一方、例えばアメリカでは1980年代以降、特に発達障害児について、障害と何らかの優れた才能（知能や学力、創造性等）を併せもち二重に特別なニーズのある児童生徒を、2E（twice-exceptional）児と呼び、特別支援教育と才能教育の両方の必要性と実践が法的に整備されてきた（松村, 2016）。近年では、対象の幅を広げ、すべての発達障害児（未診断・傾向も含む）の得意・興味を伸ばし、活かして苦手（障害）を補うという理念をもとに、

学習内容・方法等を個性化する必要性も述べられている（松村, 2016, 2018）。

　これらの考えをもとに、教育現場をはじめ ASD 者の活躍の場においては、できない・苦手なことへの対処を支援の中心とするのではなく、できる・得意なことに積極的に目を向ける支援を行うことによって、子どもの自己評価が高まり、さらにはそれに基づき、子どもが自己・社会的アイデンティティを獲得することにつながるであろう。実際の ASD 者の事例でも、行動や考え方の違いを周りから個性として受け入れられたり、興味関心が強い分野について周囲から評価されていた場合には、自分の特性をネガティブには捉えないとされる（砂川, 2017）。教育現場を含め、ASD 者を取り巻くすべての環境のなかで、支援者だけでなく、家族や同級生など同じ環境で過ごす者たちが彼・彼女らの強みにしっかりと目を向け、受け止めていくことが重要となるであろう。

コラム⑧ 「ASD のある人 (person with autism)」と 「ASD 者 (autitic person)」とは何が違う？

　障害と自己の関係について、特に英語圏では言語的表現により 2 つに分けられている。1 つめは、Person-first language（人称名詞が障害を指す語句に先行する構造：例えば person with autism）による表現であり、これは障害と自己が分離可能であることを前提としたものである。2 つめは、Identity-first language（障害を指す形容詞が人称名詞に先行する構造：例えば autistic person）による表現であり、これは障害と自己が分離不可能であることを前提としたものである（Dunn & Andrews, 2015）。

　特に支援者や研究者の周辺では、ASD は個人を規定したり決めつけたりするものであってはならないという考え方から、前者（Person-first language）が用いられることが多かった。この考え方は、近年主流となってきている、障害は個人にあるのではなく社会の障壁にあるとする「社会モデル」の考え方を背景としている。しかし、最近では特に当事者においては、後者（Identity-first language）の表現を好んで用いることが多いとされる（例えば Kenny et al., 2015）。その背景には、第 8 章でも記述したとおり、ASD を治療すべき対象とするのではなく、脳や神経系といった神経多様性の 1 つとする捉え方（Neurodiversity とも言われる）がある（Jaarsma & Welin, 2011）。Dunn & Andrews（2015）によると、この捉え方は「マイノリティ・モデル（ダイバーシティ・モデル）」とも呼ばれている。このモデルでは、障害をより自然な特性や人間の属性として捉えており、人種や性的指向などと同様に、障害がその者のアイデンティティの一部として評価・称賛されることが仮定されている。

　このように、障害の捉え方は、障害と自己との関係性から様々になされ、時代とともに変化してきている。この変化は、当事者における障害の捉え方が尊重されるようになってきたことを示唆していると言えよう。今後も社会全体として、当事者の考えに寄り添い、障害の捉え直しをしていくことが求められるだろう。

第5部

自分を伝える

第 9 章
自分について物語る
──ナラティブ

　本章では、自閉スペクトラム症（Autism Spectrum Disorder：以下 ASD）
と診断された梨々花さんが自分の経験した出来事をどのように語るか、そ
の語りの様子は梨々花さんの生活のどの側面と関連するかについて述べる。
梨々花さんは、幼稚園のときから相手の言動や表情を理解することが難し
く、自分中心に見える言動をする子であった。小学校では、交流学級での
失敗や友達とのトラブルを解決できず、自分はできない人間だと激しく落
ち込み、登校を渋ることもしばしばあった。自分に起きた出来事を振り返
り、意味づけて語るナラティブは、その出来事を捉える ASD 児の観点の
特徴を見ることができる。本章では、ASD 児のナラティブの特徴やナラ
ティブを行うことの意義、そしてナラティブの支援を、自己理解と関連さ
せながら述べていく。

●事例　梨々花さん

　診断名：ASD
　梨々花さんは、お絵描きやおしゃべりが大好きな女の子である。外で遊
ぶよりもお絵描きをすることが好きで、幼稚園に入ってからは、自由遊び

時間にはいつも絵を描いていた。建物を細かく描く梨々花さんの絵は、同年齢の女の子の絵とは少し違うユニークさがあった。言葉の発達も順調で、むしろ年齢相応より難しい言葉も知っていた。そのためか、友達は梨々花さんと話すと、「梨々花ちゃんの話は、難しい」という反応だった。梨々花さんは友達よりも、先生や地域の大人と話すことを好み、幼稚園を訪問してくる大人には、自分から話しかけ、話が止まらなくなり、先生を困らせることもしばしばあった。

　おしゃべりが好きではあったが、家に帰ってきて、梨々花さん本人から幼稚園のことについて話すことはなかった。お母さんが「幼稚園、楽しかった？」と聞くと、「うん」としか言わず、「何が楽しかった？」と聞いても、「お絵描き」と一言で返した。それに対し、テレビで好きな建物が出ると、その建物がどこの国のものか、いつ作られたか等、歴史にまつわる話を延々と繰り返した。お母さんはそのような梨々花さんの姿に違和感を覚えていた。

　年中頃からは、集団生活の苦手さが少しずつ目立つようになった。夢中になってお絵描きをしていると、次の活動へ切り替えることが難しく、癇癪を起こすようになった。また、負けることを異常に嫌い、ルールのある集団遊びでは、自分が勝つためにルールを破り、友達とのトラブルに発展してしまうことも目立つようになった。ルールを破っても勝ったことがうれしい梨々花さんにとって、友達がなぜ怒るかは理解ができず、「勝ったから、みんなもうれしいでしょ」と、相手の気持ちは自分の気持ちと同じであると思っていた。

　このような集団生活への苦手さのため、就学相談を迎える年長頃に地域の専門機関で ASD として診断され、小学校は自閉症・情緒障害特別支援学級に在籍することになった。教科学習に関わる知的発達や言語発達は順調であったため、交流学級で学習する時間を多くすることで、特別支援学級への入学に不安を感じていた保護者も納得した。

　梨々花さんは小学校への入学をとても楽しみにしていた。お絵描きももっとできるし、勉強も好きだから、頑張りたいと思っていた。小学3年生の夏休み明けの美術の時間。夏休みの思い出に関する絵を描き、みんなの

前で発表することになった。お絵描きが得意な梨々花さんは、家族旅行で行った沖縄旅行について描いた。梨々花さんの絵には、沖縄で見た建物が細かく描かれていた。梨々花さんは、夏休みの思い出についてこう語った。

「先週の先週の先週のずっと先週の土曜日に、沖縄に行きました」と語り出す梨々花さん。しかし、急に話題が変わり、次のように語り始めた。

「あ！　思い出しました。お葬式だったけど、私は学童にいて、ご飯食べるときに、黒い服を着て学童に来てて、最初は誰かと分からなくて、ご飯食べてるときに、視野に黒いものが入ってて、あれ、なんだろうって、みたら、うわーって。で、お母さんが『はい、110円』。バス代。○○町までギリギリ110円です。そこはいつもやさしい人がいます。いつもおいしいおやつがいっぱいあります。エビとか、寿司とか。そしたら、『梨々花ちゃん、今日○○行くの？』って、『そうだよ』って。で、『あれ、お葬式？』って。『おーよく見破ってるな』と思いました。で、そこで宿題やって。そういうことです」。

交流学級の先生は少し戸惑いながらも、「どなたのお葬式だったの？」と聞くと、「おばあちゃんです」と答える梨々花さん。「それは、悲しかったんだね」と先生が言うと、「はい、悲しかったです」と梨々花さんは淡々と答え、席に戻った。友達の中では首をかしげる人もいて、梨々花さんは、友達がなぜそのような反応をするか、分からなかったが、たくさん話したことに満足だった。

小学4年生頃からは、交流学級の友達や先生の反応が気になり始め、小学5年生では、小さい失敗や友達とのいざこざで気持ちが激しく沈むようになった。国語の時間に、梨々花さんが教科書の本文を読むときに読み間違えると、友達がみんな笑い出した。しかし、それは他の友達が読み間違えるときも同様で、クラスのなかで誰かが読み間違えると、笑いが起こる雰囲気だった。先生も間違ったところを、直してくれる指導をするだけだったが、梨々花さんは、「友達と先生に笑われた。ひどい！」と異常にネガティブに捉えるようになった。交流学級から特別支援学級に戻ってくると、「もう、2組（交流学級）には行かない！」と机に顔を伏せた。

梨々花さんが失敗体験と思うこのような出来事が積み重なると、ネガテ

ィブな気持ちによって体調が崩れることもあった。特別支援学級では元気
に過ごしていたのに、交流学級の先生がお迎えにくると、急に「おなかが痛
い。できない」と言って授業を渋ることも増えてきた。幼いときから負けず
嫌いで、失敗に弱い梨々花さんは、失敗したと思う出来事が積み重なると、
それをうまく処理できず、交流学級での学習があるだけで、体調を崩すよ
うになったのである。不登校気味にもなり、保護者や先生たちは梨々花さ
んに無理はさせないほうがいいということで、特別支援学級で安心して過
ごすことを第一としながら、見守ることにした。特別支援学級の先生も心
配になり、なぜ行きたくないかと聞くと、梨々花さんはこうつぶやいた。

　「私も分からない。本当は行きたいけど、できない……。どうせ、私は
できない人間だから……」。

　特別支援学級の先生は、梨々花さんの学習意欲の高さや学校生活への期
待感が、失敗に対する不安や落ち込みにより阻害されてしまうことに注目
し、自分の気持ちに気づき、表現することをねらいとした授業を行うこと
とした。この授業は、自閉症・情緒障害特別支援学級の教育課程上に位置
づけられている自立活動の時間に行われた。

　自立活動の授業は、梨々花さんを含め5、6年生の4人の小集団で行わ
れた。「自分トリセツ」という自分のことについてまとめる活動を構成し、
自分の外見的な特徴や、自分の好き嫌い、得意不得意なこと、できるよう
になりたいこと、自分のなかにあるいろいろな気持ち等について考える学
習計画であった。ワークシートに子ども1人ひとりを見立てたキャラクタ
ーを描き、自分の特徴を書き込み、みんなで発表し、話し合う授業を重ね
ていった。そのなか、「できるようになりたいこと」を取り上げる授業の
時間。他の友達は、スラスラと書いていったが、梨々花さんはなぜか少し
ためらう様子だった。発表の時間に梨々花さんは、「理由を聞いてみるこ
とです」と小さい声で答えた。先生は、「どういうことかな」と聞くと、
梨々花さんは、「いつも理由を聞くことができない」と言った。先生は、
梨々花さんの話を聞く時間を設け、少し掘り下げてみることにした。

　「2組の友達が笑うとき、なぜ笑うのか気になる」という梨々花さん。
先生が、「どんなときに友達が笑うの？」と聞くと、「私が間違ったことを

言うとき」と梨々花さんが答える。「いつそういうことがあった？」と先生が聞くと、「国語のとき」と答える。先生は「国語のときにどんなことがあったかな。もう少し話してくれる？」と促すと、「この前の国語の時間に、私が読み間違えたらみんなが笑い出した」という梨々花さん。先生が「梨々花ちゃんは前に出て教科書を読んだのかな？」と聞くと、梨々花さんが「はい、そうです」と答える。先生は黒板に梨々花さんがクラスの前で教科書を読む様子を絵に描き始める。先生が「そのとき、どんな気持ちになった？」と聞くと、「恥ずかしくて、バカにされた気持ちだった」と梨々花さんは曇った顔になる。先生が黒板に描いた梨々花さんの似顔絵の横に「あぁ、恥ずかしいな。バカにされた」と梨々花さんの気持ちをセリフとして書いた。「それでその後どうしたの？」と先生がより掘り下げると、「すぐ席に戻ったの。なんで笑ったの？　と聞きたかったけど、聞けなかった」と、梨々花さんは答えた。「なぜ聞けなかったの？」と先生がさらに聞くと、「だっていつも笑われている気がして、怖かった」と梨々花さんは先生の促しを受けながら答え、先生はその気持ちも黒板に書いた。

　先生は、国語の授業時の様子の全体像を捉えるために、他の友達が間違えたときにも笑いは起きたか、友達の表情はどうだったか等、詳しく聞いた。そして梨々花さんの振り返りを助ける関わりとして黒板に友達の反応や表情を絵にする等して視覚化した。梨々花さんと一緒に授業を受けている３人の子どもたちも、真剣に梨々花さんの話に耳に傾けた。梨々花さんは、時々声を詰まらせながらも、先生の質問を受けながら国語の授業時の経験について語っていった。先生が梨々花さんや３人の子どもたちに、「友達はなんで笑ったのかな？」や「みんなが梨々花さんだったら、どんな気持ちになる？」と質問を投げかけながら、梨々花さんの出来事について一緒に考えた。

　「他の人のときも笑ってたから、別に意味はないんじゃないかな」や、「僕だったら、やっぱり嫌だ。僕もそういうときある。すごく嫌だった」という声が、他の子どもたちから出された。梨々花さんは、みんなが真剣に話を聞いてくれ、自分だったらどうするかについての意見も述べてくれ

る様子をみながら、だんだん表情が柔らかくなり、こう話した。

「そうね。私にだけ笑ってたのではないかもしれない。私をバカにした と思ったけど、違うと思う。なんで笑ったか聞いてみてもよかったと思う。 次は頑張って理由を聞いてみたい」と、梨々花さんのなかで、嫌な出来事 が整理され、本人のなかで意味づけられた瞬間だった。

その後も授業を重ねていくなかで、梨々花さんの表情は明るくなり、交 流学級へ行くことも少しずつ頑張るようになってきた。また、嫌なことが あったときは、特別支援学級に戻ってきて自分から先生や友達に話し、自 分を取り戻そうとする姿がみられた。

●事例を研究知見とつなぐ
──ナラティブの観点から事例をみる

●ナラティブとは　私たちは様々な出来事を経験しながら生きていく。今 の自分はこれまでの出来事の蓄積により作られた側面もある。過去に経験 した出来事を思い出し、何があったかの一連の流れに沿いながら、なぜそ うなったかという因果関係を確認し、それを通して何を感じたか、何を思 ったか等、出来事の評価を行い、その出来事が自分にとってどんな意味が あったかを見出していく。李・田中（2011a）は、ある出来事を振り返り、 その出来事を組織化し、意味づけ、他者に伝えることをナラティブ （Narrative）として定義づけている。

ナラティブは、子どもの発達過程において幼いときから自然にみられる。 2歳〜2歳半頃になると、「すべり台に、3回も乗ったの！」のように、幼 稚園での様子や家族で遊びに行った直近の出来事について簡単に語る様子 がみられはじめ（Cervantes & Callanan, 1998）、3〜4歳頃から著しい言語 能力の発達により詳細な内容を想起し、自発的にナラティブを行うように なることが知られている（岩田, 2001）。

ある出来事を振り返り、語るには、どのような要素が求められるのだろ うか。Labov & Waletzky（1967）は、①誰が、いつ、どこでという登場 人物や時間、場所等に関する情報を与える「方向づけ（orientation）」、② 何が起こったかの出来事が展開していく「複雑化（complication）」、③ど

う思ったかの出来事に対する評価（evaluation）」、④出来事の「解決
（resolution）」、⑤「終結（coda）」の5つの要素が必要と述べている。
Fivush（1994）は、「良いナラティブ（good narrative）は、出来事の因果
関係によるつながりを捉え、情動的な意味づけを行うもの」と述べ、これ
ら5つのうち、③「評価」に重点をおいている。ある出来事を通して私は
何を感じ、思ったか、過去の出来事を振り返っていくなかで意味を見出し
ていくことがナラティブにおいて重要な要素である（Reese et al., 2011）。
　先述の梨々花さんの様子を考えてみよう。幼稚園年中の梨々花さんにお
母さんが「幼稚園、楽しかった？」「何した？」と聞くシーンは、ナラテ
ィブの初期発達においてみられる大人との相互作用である。梨々花さんは、
「うん」「お絵描き」と一言で答えている。4歳頃からはある出来事を時間
的・因果的につなげることができること（岩田, 2001）や、興味関心のあ
る話題に対する梨々花さんの高い語彙能力からすると、梨々花さんは幼稚
園での出来事をナラティブとして捉えることに弱さがあったと言える。ま
た、小学3年生のときの思い出に関する発表の内容も、ナラティブとして
捉えられる。梨々花さんのナラティブは、Labov & Waletzky（1967）の
要素に照らし合わせてみると、すべての要素が不足していることがうかが
われる。

● ASD 児はどのようにナラティブを行うか　ASD 児が語るナラティブに
関する先行研究では、以下3点の特徴が指摘されている。1つめは、絵本
やアニメーションの内容を題材にしたとき、ASD 児は典型発達児に比べて、
ストーリーを起承転結に沿って組織化することに弱さがあり（Losh &
Capps, 2003; 李・田中, 2011b, 2013; Tager- Flusberg, 1995）、特にある出来事
での登場人物や場所、時間、行動的状況に関する言及や、出来事の結末に
関する言及が少ないことが指摘された。出来事の結末に関する言及は、自
分の出来事を振り返る課題においても、典型発達児より少ないことが示さ
れている（李・田中, 2019）。
　2つめの特徴は、ナラティブの評価に関わる言及の少なさである。空想
の出来事に関するナラティブにおいては、因果関係に関する言及の少なさ

（Capps et al., 2000; Losh & Capps, 2003; Tager-Flusberg, 1995）、登場人物の心的状態を理解した言及の少なさ（Baron-Cohen et al., 1986）、登場人物の心的状態を因果関係から捉える言及の少なさ（李・田中, 2011b; 2013）が指摘されている。ASD児のナラティブには、登場人物の言動や気持ちの因果関係に注目するより、表面的な気持ちのラベリングや言動の描写が多い特徴がある（李・田中, 2011b, 2013; Tager-Flusberg, 1995）。自分の出来事に関するナラティブにおいては、空想の出来事に関するナラティブに比べて心的状態に関する言及が少なく（Losh & Capps, 2003）、自分の言動と心的状態との因果関係、自分と他者における言動と心的状態との因果関係に関する言及が少ないことが示されている（李・田中, 2019）。さらに、「思い出」といった包括的なテーマを用いたナラティブでは、典型発達児は他者と関わった出来事について主に語るのに対し、ASD児は他者が含まれない出来事について語る傾向がみられた（李・田中, 2019）。

　3つめの特徴は、言動の主体の不明確さである。ある出来事の成り行きを組織化し、評価しながら語っていくためには、誰の視点に立つかが明確でなければならない。空想の出来事であれば、主人公の視点に立ち、出来事を解釈していくことが必要である。自分の出来事であれば、ある言動の主体が誰なのかを意識し、出来事を時間的・因果的な流れのなかで追っていく必要がある。そうすることで、ある出来事における自分と他者との関係が明確になっていき、出来事を評価することにつながる。ASD児のナラティブは、空想の出来事でも自分の出来事でも、言動の主体が明確な言及が典型発達児のナラティブに比べて少なかった（李・田中, 2011b, 2013, 2019）。上述したナラティブの評価において、登場人物の心的状態を因果関係から捉える言及の少なさや、自分と他者との言動と心的状態との因果関係を捉える言及の少なさは、登場人物間、あるいは自分と他者との間で言動の主体を明確にすることの難しさが関連していると考えられる（李・田中, 2011b, 2013, 2019）。

　梨々花さんの小学3年生のときのナラティブをみてみよう。上述したASD児にみられるナラティブの特徴のうち、1つめの「出来事を組織化することの弱さや特に結末に関する言及の少なさ」についてみてみる。

梨々花さんは、「思い出」として、沖縄旅行について語ると思いきや、テーマが急に変わる。その内容をみると、ナラティブの組織化としては、時系列に沿った起承転結のような要素から組み立てられていないことが分かる。誰の葬式だったか、どこであったかという出来事が展開されていくためのセッティングや葬式でどんなことがあったか、その結末はどうだったかに関する言及がみられない。

　2つめの特徴である「登場人物の心的状態を因果関係から捉える言及等の評価に関わる言及の少なさ」について、梨々花さんの「思い出」というナラティブでは、因果的な言及、心的状態に関する言及、言動と心的状態との因果関係に関する言及等もみられず、断片的な状況の説明になっている。

　3つめの特徴である「言動の主体の不明確さ」についても、梨々花さんのナラティブには、「『梨々花ちゃん、今日〇〇行くの?』って、『そうだよ』って」という発言のように、誰の言動かが不明確な言及が多いということも特徴的である。

● ASD児のナラティブから何が分かるか　ナラティブは、当然ながら子どもの言語発達や認知発達と関連がある。ある出来事を描写できる語彙の増加が必要であり、記憶という認知発達が関与する。自分の出来事に関するナラティブには、自伝的記憶(Autobiographical memory)の働きが関わる。自伝的記憶は、自分の経験に関するエピソード記憶(Episode memory)と、自分が通った学校や先生の名前、場所のような自分に関連する情報に関する意味記憶(Semantic memory)があるという(Crane & Goddard, 2008)。この2種類の記憶のうち、ASD児は意味記憶よりエピソード記憶に弱さがあるとされる(Crane & Goddard, 2008)。梨々花さんのナラティブをみると、「お葬式というエピソード」記憶というより、葬式に行くまでの周囲の状況に関する意味記憶のほうがより働いた可能性が推察できる。

　ナラティブはさらに、自己の形成とも関連する。岩田(2001)やFivush (1991, 1994)では、ナラティブの生成には〈わたし〉の経験という自我の

芽生えや、「自分は誰なのか」という自己概念の形成につながることが示されている。ある出来事のなかでの「自分」をより見つめることで、自分自身についての理解を広げ、深めていくことができる。

　ASD児のナラティブは、特にこの自己の様相に迫ることができる点で意義があると考えられる。対人的相互作用において質的な困難さを有するASD児が、どのように自分を捉えているかを、ナラティブを通して覗き見ることができるのである。梨々花さんのように、ASD児は出来事を表面的に捉える弱さがある。日常生活では対人関係のなかで様々なトラブルに直面し、ネガティブな感情を抱くことも多い。梨々花さんが小学高学年になり、体調をよく崩し、交流学級の学習を渋るようになった表面的な行動の背景には、友達の反応を状況から読み取ることの難しさや失敗に弱いというASDの障害特性ゆえに、交流学級で積み重なった失敗経験が重なり現れたものと考えることができる。ナラティブは、ASD児の積み重なった失敗経験により生じた学校生活への不安や、「自分はできない」というネガティブな自己理解にアプローチできる点で意義がある。ASD児が日常で経験する様々な出来事をどのように捉えるかについて注目することで、ASD児の現在の様子についてより理解を深め、必要な支援を打ち出すことができると考える。

　梨々花さんは、本当は交流学級でたくさんの友達と勉強したいと思う子である。しかし、失敗経験がうまく処理できず、蓄積されてしまったため、不安による体調不良で学校生活が脅かされている。このような梨々花さんに対する支援のポイントについて、特別支援学級の自立活動の時間で行われた「自分トリセツ」の活動を中心に考えてみよう。

● 支援のポイント

●共同構成　ナラティブは、自分の出来事を聞き手に語ることで、聞き手と共有され、聞き手の関わりによってさらに精緻化され、意味づけが行われる。幼児期にみられる初期ナラティブは、母親等の大人との相互作用のなかで行われる。Fivush et al.（2007）は、子どもと母親等の大人が一緒

にナラティブを作っていく共同構成（co-construction）のときには、大人の関わり方が重要であると指摘している。子どもが過去の出来事について詳細に思い出すようにヒントや手がかりを多く与え、精緻化させる関わり方（High-elaborative style）が、子どものナラティブを促進するという。さらに、共同構成時の大人の心的状態に関する言及の頻度が、子どものナラティブにおける心的状態に関する言及の頻度に影響を与えるという結果も示されている（Furrow et al., 1992）。

　ASD児においても、共同構成によるナラティブの促進は期待できる。ASD児と共同構成を行う際、大人が出来事をナラティブを精緻化させる働きかけを行うことで、ASD児のナラティブにおいてより多く出来事について振り返り、登場人物の心的状態に関する言及が増加したことが確認されている（Lee & Hongo, 2016）。ASD児がある出来事を振り返る際、出来事の全体像を捉えているか、言動の主体は明確なのか、因果関係のなかで言動や心的状態等を捉えているか等に注目させる関わりを通して、ASD児のナラティブをより組織化し、言動の主体を明確にしながら出来事に対する評価を促すことができるだろう。

　「自分トリセツ」について考える特別支援学級での自立活動の時間のなかで、「理由を聞けなかった」という梨々花さんの出来事を取り上げ、どんなことがあったかについて丁寧に引き出した関わりが、まさに共同構成である。共同構成は、過去の出来事に注目させるだけではなく、どのようにそのときの自分を想起し、捉えていけばいいかについて、ヒントを与える足場かけの役割を持つ。

　共同構成を通して、過去の出来事の成り行きやそのときの自分の言動と気持ち等を明確にしていくことは、過去の自分を受け入れたうえで今の自分、さらには未来の自分をつなげていくことになる。梨々花さんは、共同構成を通して、「私にだけ笑ってたのではないかもしれない。私をバカにしたと思ったけど、違うと思う。なんで笑ってたか聞いてみてもよかったと思う。次は頑張って理由を聞いてみたい」と、過去の自己の経験を捉え直し、今の自己や未来の自己へと広がりをみせたのである。

　榎本（2002）は、「自分とは何か」に関する自己概念は、過去の出来事

から「想起される自己」と緊密な関係があると指摘している。過去の自己への捉え方が、自己概念に影響し、さらには自分を捉える視点や評価の変化によって、過去の自己の様相も変わるという。梨々花さんは、「自分はできない人間だ」というネガティブな自己概念を持ち、学校生活への不安も高くなっていたが、共同構成によるナラティブを積み重ねることを通して、ネガティブな自己への視点や評価が変わることも期待できるのである。

●ナラティブを促進する視覚的な工夫　ASD児の場合、過去の出来事を振り返るとき、視覚的な手がかりを用いることが有効である。子どもの実態によっては、写真等を用いることで、過去の出来事を想起しやすくすることが可能である。梨々花さんが小学5年生のときの支援では、梨々花さんが経験した国語の授業の状況（位置関係、セリフ等）を先生が黒板に描きながら共同構成を進めた。梨々花さんのナラティブとして語られた言葉を拾いつつ、一緒に梨々花さんの話を聞いた3人の子どもたちの発言も、黒板に書きながら、整理したのである。このような視覚的な工夫は、ナラティブをより深く掘り下げるために有効であり、過ぎ去った過去の出来事を「今・ここ」に表象化させることを助ける。過去の出来事を表象化することは、過去の自己を第三者の目で客観的に対象化することになる。「想起される自己」をより鮮明に浮き彫りにするためには、過去の自己を対象化し、今の自分の視点から捉え直すことが求められる。どの時点のどの場面の自分を想起すればいいか、どのような物語になっていくかを、視覚的な工夫を通して明確にすることができるのである。

●ナラティブが生まれる場づくり　ナラティブは、特定の時と場所において特定の聞き手を前にして行われる行為であり、語られたナラティブは、ナラティブが行われたその場の産物であるという（能智，2006）。誰といつどこで語ったかが、ナラティブに影響を与えるのである。梨々花さんの「国語の時間に笑われた」というネガティブな出来事を取り出し、振り返り、意味づけていく作業は、自分に焦点化している自立活動という特定の時間、安心できる特別支援学級という特定の場、信頼できる聞き手との関

係性が揃ったからこそ、促されたと言える。梨々花さんが在籍していた特別支援学級では、教師や子どもとの信頼関係が形成されていたことや、「自分トリセツ」の一連の授業を通し、自分のことを出し合う、話し合うなかで、小集団で話題が共有され、信頼する関係性が形成されたのである。自分のネガティブな経験を出したとき、同じあるいは似たような特性を持っている友達から、「私もそういう経験がある」「僕も笑われたら嫌」と共感してもらうことは、大きな安心感につながる。

　ナラティブはさらなるナラティブを招く。梨々花さんが自分の出来事を語ったことで、他の子どもたちからも、自分が経験した出来事についてためらうことなく、語り出す様子がみられたのである。ナラティブがよく生まれるということは、子どもたちが過去の自分への注目を通して今の自分を見つめる、あるいは今の自分の視点で過去の自分を再評価する意識の表れと捉えられる。誰かに指摘されたり、誰かに規定されたりする自己ではなく、主体的に自分自身に向き合い、自分とはどんな人かについて理解していこうとする意識の芽生えとも言えるのではないだろうか。学校生活のなかで失敗体験をすることが多い梨々花さんのような発達障害児が様々な出来事を通して出会う恥ずかしい自分、誇らしい自分を統合しながら、「このような自分でいい」というポジティブな自己理解を形成していく過程に、ナラティブは欠かせないだろう。自分に耳を傾けてくれる、信頼でき安心できる聞き手との関係性に基づいた場でナラティブは生まれ、豊かになり、深まっていく。聞き手との関係のなかで生まれ、豊かに深まるナラティブは、自己への視点や評価を力動的に育てていく。ASD児の体験世界に寄り添いながら、一緒に意味づけていき、1人ひとりの自己を大切に育てていく支援がより一層求められる。

コラム⑨　自分が経験した出来事をよく語る人ほど、幸せ?!

　今の自分は、たくさんの出来事によって様々な感情を抱き、悩み、考えたその積み重ねにより作られている。これまでの生き方や価値観、人生の方向性を変えてしまうターニングポイントとなる出来事を経験した人も多いだろう。そういう出来事を、みなさんはどのように評価し、語るだろうか。

　過去の重要な出来事を因果関係にそって振り返り、その出来事が今の自分にどのような影響を与えたか評価し、意味づける内容が盛り込まれている、いわゆる良いナラティブ、結束性のあるナラティブ（narrative coherence、以下、ナラティブの結束性と記す）は、うつとは負の相関が、心理的な幸福感（wellbeing）とは正の相関があることが見出されている（Reese et al., 2017; Waters & Fivush, 2015）。Mitchell et al.（2020）は、心理的な幸福感がナラティブの結束性に影響を与えるのではなく、ナラティブの結束性が1年後の心理的な幸福感に影響を与えることを、縦断研究を通して示している。人はポジティブな出来事よりネガティブな出来事から自分にとっての意味をより見出すという（Vanderveren et al., 2019）。辛かった、大変だった出来事を評価し、自分にとっての意味を見出すことが、人の心理的な幸せにつながることを示す。

　なるほど、と研究知見を読みながら思う。筆者もこれまで、人生のターニングポイントとなった出来事をいくつか経験してきている。その出来事があったからこそ今の自分がいることを考えると、今の人生に満足できないことはない。嫌な出来事を嫌なままにせず、自分なりに意味を見出していくために、何度も過去の出来事に立ち返り、言葉にしてその出来事を捉え直す。その繰り返しのうち、灰色だった出来事がだんだんカラフルな鮮明な色に変わっていく。まさに幸せの第一歩のような気がする。

　学校現場で出会う発達障害児を見ると、何より今の日常生活を彼・彼女らが楽しんでほしいという気持ちになる。苦手さを克服するための学習等も大切だが、発達障害児が「今の私に満足する」「今の自分が好き」という心理的な幸福感に満ちるよう、彼・彼女らの様々なストーリーに耳を傾け、一緒に結束性のあるナラティブを作っていく良い聞き手が増えることを願う。

第 10 章
自分のことを人に伝える
——セルフアドボカシー

　本章では、自閉スペクトラム症（Autism Spectrum Disorder：以下 ASD）の疑いのある康太さんの、大学での様子を紹介する。幼少期から ASD の症状のあった康太さんは、小学校で医療機関の受診をしたがその後の検査や治療を回避したままになっていた。大学生になり、実験でのトラブルやコロナ禍によるマスクの着用義務に従えず欠席が続き進級できずに休学となった。康太さんは本来であれば、自分に必要な配慮を本人が申請することで、大学が公的に認める配慮である合理的配慮を受けることが可能であったはずである。康太さんが必要な支援を受けるためには自己理解を基盤とし、自己開示をもとにした援助要請を行い、合理的配慮を求める意思表明ができることが必要であった。そしてそこではセルフアドボカシーの考え方が基盤となる。本章では、自分のことを人に伝えることの意義をセルフアドボカシーから考える。

●事例　康太さん

診断名：ASD
康太さんは国立大学薬学部薬学科の 2 年生である。

幼児期から1人遊びを好み、自分から話しかけることも少なく、いつも同じ園バスにしか乗らないと主張し、肌触りが気に入った洋服を着続けるこだわりを見せていた。また、変化が嫌いで行事ごとになると落ち着かず、運動会の予行練習などは「練習の意味が分からない」と言って参加しないことが多く、周囲からは集団行動は苦手であると思われていた。小学4年生のときに、クラスの友人から言われた一言で「バカにされた」と怒り出してけんかになるトラブルがあった。これをきっかけに、医療機関の受診を小学校から勧められた。医療機関では、ASD の可能性が高いと指摘され、検査等の予約を取ることになった。しかし、両親は診断がつくことで差別的な対応をされるのではないか、何らかのサポートが提供されたとしても特別扱いをされることが本人のためにならないのではないかとためらいがあった。その後の小学校生活では、大小のトラブルがありながらも、教師や周囲の子どもたちが、康太さんとなるべく関わらないように距離を取り、康太さんをできるだけ怒らせないように細心の注意を払うような、いわば腫れ物に触るような扱いが続いた。

　高校は、学ランの制服が「苦しそうだから」という理由でスーツの制服の学校を選び、入学した。その後も、親しい特定の友達ができることもなく、教室では1人で過ごすことが多かったものの、あまり気にしていない様子であった。部活は化学部であり、1人で黙々と実験を楽しんでいた。大学進学に当たっては、化学部に所属していた経験を活かせること、理系科目が得意であったことで高校の担任から勧められたことから、薬学部薬学科を選択した。

　大学入学時のメンタルヘルス検診では特に問題がなく、フォローアップの対象にはならなかった。当初は教養教育や講義科目が中心で本人は特に困ることはなかったが、グループワークを行う時には孤立しがちであり、周囲は気がかりを持っていた。

　2年生の後期から、薬学の基礎となる実験が始まった。康太さんは「高校ではこうやったから」と、指示された実験手順に従わずにどんどん進めてしまっていた。また、実験室の使い方も守らないので、周囲の学生は、そのうち大きな事故につながるのではないかとヒヤヒヤしていた。あると

き、菌の同定実験が始まり、与えられた菌の培養をすることになった。康太さんは、指示に従わなかったため、菌の培養がうまくいかなかった。

　教授は康太さんにもう一度培養をするように伝え、TA（ティーチングアシスタント）の大学院生に個別に指導をする時間を取るように指示した。担当した院生は、実験手続きを確認しつつ指導を行ったが、康太さんは「自分のやり方は間違っていない。培養がうまくいかなかったのは、培養しにくい菌を先生が自分に割り当てたからだ、次はできるから大丈夫」と言い、さらに院生の言葉遣いが自分を馬鹿にしている、と強い口調で言い募り、指導を受けつけなかった。こうした実験でのトラブルは他にもあり、指導する院生もどうしたらよいのか分からないと教授に訴えることが続き、康太さんは徐々に孤立し、成績が下がり始めた。

　そのうち、世界はコロナ禍に入った。感染拡大予防のため、オンライン授業が主流になるなか、一部の実験科目は全員が常時マスクを着用することで、対面で行われることが許可された。

　康太さんはマスクの着用を大の苦手としていて、子どもの頃から嫌がりマスクをしたことがなかった。しかし、出席の必須事項であったために、康太さんは、我慢してマスクを着用した。しかし、マスクを着けるだけで涙が出てしまい、実験室から出ていってしまった。

　康太さんは、家に帰り泣きながら母親に「マスクをすると、唇に、ずっと針の山を何度も押し付けられているようだ。血が出てしまう。マスクはしたくない！　僕の人権は蹂躙されている」と訴えた。母親は、その強い表現に戸惑い、大げさだからもう少し我慢しなさい、と説得した。しかし、そのうち本人が大学に行かないと言い出したので、教務係に電話をし、本人の訴えを説明し、マスクをしなくてもいいことにしてほしい、と検討を依頼した。教務係は、マスクの着用義務は大学の決定であることを説明し、マスクをしないなら実験には参加できないことを母親に伝えた。また同時に、学生相談室のカウンセラーに相談することを勧めた。母親はコロナ禍におけるマスクの着用に対する社会からの厳しい目を考えると、マスクなしを認めてもらうことは確かに難しいだろうと大学側の考えを受け入れた。また、学生相談の利用は本人が嫌がるだろうと考え、さらには障害と決め

つけられるのではないかとの恐れから利用しなかった。

　康太さんは、実験に参加しなかったため最終試験の受験資格を得られず、主要な科目の単位の取得ができなかった。このことによって康太さんは進級ができず、徐々に勉強への意欲が低下し休学することになった。

●事例と研究知見をつなぐ
──セルフアドボカシーの観点から事例をみる

　近年、我が国の大学では組織的な障害学生支援体制が整備され、各大学の実情に合わせた支援が行われている。その支援の中心は合理的配慮の実施である。国公立大学は、障害者差別解消法の施行当時から、合理的配慮の不提供の禁止が義務化されている。

　大学が合理的配慮を開始するには、まずは本人・保護者等が必要な支援を申し出ること、すなわち意思表明がスタートとなる。障害名を含めた自己理解に基づき、自分の状況を他者に説明し必要な支援を申し出る自己開示を行う。その際には、本人がセルフアドボカシー（自己権利擁護）の考え方を持っていること、そしてセルフアドボカシースキルを獲得し、正しく運用することが求められる。

　康太さんの大学でも障害学生支援の部門が設置されていた。しかし康太さんは、大学で合理的配慮による必要な支援を受けられる可能性が高かったにもかかわらず、自分に必要な支援を申し出ることができなかった。以下、その理由を中心に考える。

●大学における合理的配慮　障害学生支援室、インクルージョン支援推進室など、学内の専門的学生支援部署が、障害学生に必要な支援のコーディネートを行い、大学によっては、合理的配慮文書の調整や発行を担当することがある。その場合の合理的配慮は、公的な、大学が定めた配慮となるため、決定・実施までには一定の手続きを行う。図1に合理的配慮が実施されるまでの流れの一例を示す。

　この一例に沿って説明すると、まずは、本人が、合理的配慮の申し出をする。意思表明には、自分がどんな障害特性を持っていて、それによって

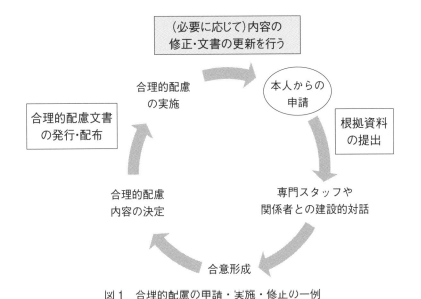

図1　合理的配慮の申請・実施・修止の一例

大学で何に困ることが予想されるかを伝えることが重要になる。次に、その申し出に基づき、授業担当者と本人、時には専門スタッフや関係者が加わって合理的配慮の内容についての話し合いを行う。その話し合いは「建設的対話」であることが重視され、その結果、大学と当事者が合意形成を図る。この場合には、これをもって配慮内容が決定し、文書等により関係者間に周知される。

　この一例のプロセスでは、配慮する内容に妥当性があるのかを検討するために、合理的配慮の根拠資料の提出を求められることがある（日本学生機構, 2019）。根拠資料の種別としては、通常では障害者手帳、診断書、神経心理学的検査結果、学内外の専門家の所見、高等学校等の大学入学前の支援状況に関する資料等の5種類が想定されている。すなわち、こうした根拠資料を自分が用意するためには、それまでに医療機関での診察や専門機関などに相談をしていること、あるいは大学入学前までに学校と支援のための話し合いを行ったなど、自己理解を深める機会を持った経験が必要となる。

●自己理解、特に診断の重要性と自らの特性を理解すること　正しい自己理解の契機の１つが、医療機関の受診である。医師より何らかの診断名と投薬等を含む治療の必要性について説明を受けることで、本人や保護者がどうして困っていたのかが理解できることもある。また、その後の支援を受けるきっかけにもなる。

　康太さんは、小学４年生時に担任の勧めで医療機関を受診し、ASD の可能性が高いことは指摘されたものの、診断や治療に至らなかった。ここで、康太さんは自己理解の契機を失ったことになる。

　また康太さんは、学校でのトラブルや特異な行動がみられたが、自分は困ってはおらず、特性についての理解もなかったと考えられる。エピソードからはいくつかの特性が考えられる。

　まずは集団行動の苦手さである。児童期には運動会の練習をしない、幼少期から大学生まであまり友人とのやりとりをせずに孤立がちであったことは、社会的相互反応を開始したり応じたり、あるいは社会的状況にあった行動に調整することが困難であったことを示している。

　次に、ASD に特有なこだわり行動である。康太さんは、同じ洋服、同じバスに固執し、幼少期から「習慣への頑なこだわり」行動を示していた。これは大学でもみられ、大学での実験手続きを守ろうとしなかった。これは ASD の同一性の固執、いわゆるこだわり行動であると考えられる。

　さらに、康太さんが訴えたのは、マスク着用に伴う感覚過敏であった。ASD の感覚過敏や鈍麻は、本人にとって耐えがたい不快さや痛みとなりうるとされている（高橋・増渕, 2008）。しかし感覚は、個人差が大きく、本人にしか分からない主観的なものであるために、たとえ本人が訴えてもその程度が分かりにくく、わがままや、我慢できる程度のものと捉えられがちである。だからこそ ASD 者自らが、感覚の過敏が障害特性であることを説明し、そのうえで自分の苦痛を言語化して訴えることが重要になる。

　コロナ禍における大学の授業対応が、初期には混迷を極めたことは記憶に新しい。特にオンライン授業では困難な実験や実習などの対面授業を実施する場合にはマスク着用は必須であり、そこには報道や社会の同調圧力が存在したことも否めない。事情が分からない大学の教務窓口が、例外を

作らないという原則からマスクの着用を求めたのも、非難はできない。しかし、康太さんはその感覚過敏により「針が刺さったよう」な強い苦痛を感じていた。もし本人がこの苦痛を ASD の特性であると根拠を示すことができていれば、職員や教員も、学内の専門機関である学生相談のカウンセラーや生活指導の保健師を紹介し、障害学生支援につなげ、合理的配慮に至ることができたかもしれない。

● 「本人は困っていなかった」——援助要請の失敗　援助要請とは、自分の求めている援助を、的確に他者に求める能力であり（本田・新井・石隈, 2010）、必要に応じて他者に直接的に支援を求める行動である（Nelson-Le Gall, 1981）。大島・鈴木（2019）は、ASD 者は、この「困ったときに人に助けを求めるスキル」である援助要請行動が適切に行われない問題を指摘している。康太さんの自己理解の不足は、適切な援助要請の機会を失う原因ともなったと考えられる。

　康太さんの課題の中心は、本人は特に困っていなかった、ということにあるだろう。ASD 者は、自身の状態に対するモニタリングが苦手であることや、社会的文脈に基づく人間関係の理解や出来事の因果関係の理解が困難であることはよく知られており（例えば日戸, 2014）、トラブルに至る状況の理解が苦手である。また、失敗やトラブルの原因について康太さんは、他者が悪いという外在性の原因帰属を行っている。大学での実験でも、「自分の手続きのせいではなく、教授がわざと（外在性および他者にとっては統制可能であった）自分に培養しにくい菌を割り当てたから（特殊性）、今回がたまたま（非安定性）だ。培養が難しくなってしまった（課題の難度に帰属）」という原因帰属を持っていた。このような原因帰属は怒りの感情と結びつくとされ（Weiner, 1980, 2006: 奈須, 1988）、康太さんはまさにこの怒りを教員や院生への攻撃として表出している。さらに教授が提案した、院生による個別の指導という教育的配慮の機会を活かすことができず、学ぶべきことを学べなかったのみならず、他者への攻撃の表出が結果として孤立を深めた。

　周囲は困っているけれど本人は困っていない、という齟齬はよく起こる。

もし、康太さんに事態の認知に関する周囲との離齬が生じていることへの気づきがあり、トラブルの原因について客観的な捉え方ができていたならば、自分に起こりうる事態や、今何に困っているかを自己開示しつつ、適切な援助要請行動を行えた可能性がある。

●セルフアドボカシー　援助要請の際に、自分にとっての権利の視点が入るのがセルフアドボカシー（self-advocacy）の考え方（片岡, 2022）である。我が国での研究の歴史は浅く、海外での考え方を紹介する研究が散見されてから30年足らずの新しい概念である。立岩・寺本（1997）は、セルフアドボカシーを「自分の権利を自分で護ること」と定義している。すなわち、自らの利益や欲求、意思、権利を自ら主張し、権利を擁護する考え方と、それに基づく行動である。

　セルフアドボカシーの考え方が導入されたことは、支援者が、当事者に「良かれと思って」提供する支援から、当事者が自らのために自ら組み立てる支援への、大転換となった。国際連合の人権条約である「障害者の権利に関する条約（以下、障害者権利条約）」（2006年採択）は、「私たちのことを私たち抜きで決めないで（Nothing About us without us）」を合言葉に、世界中から多くの障害者が参加して作成された（内閣府, 2020）。障害者が、自分のことを自分で決め、自らの権利を護るために、主体的に環境に働きかけるという考え方である。

　このようにセルフアドボカシーを説明すると、権利という強い言葉が目立ち、例えば法廷のような公的な場でのやりとりを想像するかもしれない。立岩・寺本（1998）は、法的な手段を行使して自らの権利を護ることから日常的な自己主張の権利までを含めると説明しており、具体的には、「もう少し声のトーンを下げてほしいな」のような身近なやりとり（片岡, 2022）、すなわち、日常的で身近な、自分に必要なことを、権利意識をもとに相手に伝える、ということも重要なセルフアドボカシーであると言える。

　では、康太さんは、セルフアドボカシーの考え方を持っていたのであろうか。実験手順への非従事は、ASDの障害特性である同一性保持による

こだわり行動であり、新しい手順を受け入れる柔軟性を持たなかったことによるもので、彼自身がやりたいようにやるという権利の主張ではなかったと解釈できる。マスクの着用については、あまりの苦痛に"人権蹂躙"という強い言葉を用いて権利を訴えているようにみえるが、相手への非難のための発言であり、苦痛から逃れることが自分の権利である、という説明はできなかった。これはセルフアドボカシーとは言えないであろう。

●**保護者のセルフアドボカシー**　保護者は、康太さんの状態を客観的に判断することに躊躇し、積極的に支援を求めることをためらってきた。しかし康太さんの子育てにおいて悩みや困り感はなかったのか。兼松（2023）が、知的障害児を持つ母親が権利を主張することのためらいがあることを指摘しているように、発達障害の保護者もまた支援希求へのためらいが存在することが考えられる。この事例でも母親のセルフアドボカシーもまた、不十分であったと言わざるを得ない。

●支援のポイント

　自己理解は、児童・思春期から少しずつアプローチが始まる具体的な心理教育的介入があることが望ましい。大学での合理的配慮を受けるためには、障害名や障害特性の理解を基盤とした自己理解をもとに意思表明を行い、セルフアドボカシーの考え方のもとに自己開示および援助要請することが求められる。康太さんは、合理的配慮の提供のための環境が整備されていたにもかかわらず、合理的配慮の意思表明にたどり着くことができなかった。

　とは言え、遅きに失した感はあっても、現在の康太さんに対してできる支援はある。大学は、多くの学生にとっては最終教育機関であり、職業準備性を高める社会人への移行の場でもある。発達障害の大学生がセルフアドボカシーを持ち、自分のことを伝えることができるようにすることは、大学から社会への移行をスムーズに行うためにも必要不可欠である。康太さんもまた、残りの在学期間が4年以上あることを考えると、早期に適切

な支援を開始したい。

　以下、心理教育的支援について、自己理解、セルフアドボカシースキルを概説し、康太さんに今まさに行うべき支援とは何か、大学での合理的配慮を中心に考えてみよう。

●**自己理解を育てる心理教育的支援**　自己理解は、自分の障害の負の側面、できないこと・困ることを受け入れるというような障害受容的なことのみではない。特に ASD は、他者と比較してできないことを知ることで「できない自分」や「ダメな自分」を認識しやすい（木谷, 2016）とされている点をふまえ、障害への理解、特性についての知識を得て、自己の強みと弱みを知り、今、ここで自分は何をすることができるのか、何をすることはできないのか、そして何を期待することができるのかを知ることに力点がおかれる。

　発達期を通じて医療機関の受診などの機会では、診断や治療の意味の丁寧な説明を継続することが重要である。構造的な支援としては、児童期では通級による指導（今西, 2017）、高校生を対象にした心理劇的ロールプレイングの導入実践（滝吉・田中, 2009）などの効果が多く報告されている。

　大学生を対象とした自己理解に関する心理教育としては、個別の支援と、小集団等の支援が考えられる。まずは、学生相談などのカウンセリングや個別面接などで、学生の自己理解力を高めることができる。医療機関を未受診の場合には受診を勧め、すでに治療や投薬が続いている場合には、その経過や効果などを確認することが自己の障害理解を深めることにつながるだろう。また、日常的な出来事や学習の進捗状況とその因果関係について振り返り、自己の状態のモニタリングを行うことができる。康太さんも、第一段階としては、学生相談を利用することが望ましい。

　小集団等の支援の機会として木谷ほか（2016）は、青年期の ASD を対象とした自己理解の合宿型の集中プログラムの実践を報告しており、このようなプログラムを活用することも有効である。

　康太さんの休学期間の過ごし方にも鍵があるだろう。休学中には十分な休養が望ましいが、状況が落ち着いたならば学生相談部門のカウンセラー

等によるカウンセリングを受け、自己理解プログラムに参加することも有用であろう。こうした自己理解の機会により、休学中に原因帰属の偏りの修正を行うことが復学につながる効果があることも報告されている（吉田・田中, 2022）。

　一方で自己理解支援は、「児童期などから早期に継続的に取り組み、自分の良さも含めたより多様なとらえ方ができるようにするべき」（片岡・小島, 2017）とされ、木谷らのプログラムでも自己理解を促進させる準備が小学校段階から重要であることが指摘されている。

●セルフアドボカシースキル　自己理解をふまえ、また援助要請できることを重要な要素として包括し、セルフアドボカシーを運用できるスキルを、セルフアドボカシースキル（SAS）としてその獲得が提唱されている（片岡・小島, 2017）。自分の状態を理解し、他者に説明できる力である。自分の何を伝えるのか。誰にどの程度伝えるのか。どのような言葉を選択するのか。どのタイミングで伝えるのか。どの程度の強弱で伝えるのか。発達障害児・者には難しいそのスキルを、支援者とともに学ぶことが有効な手段であり、その教育プログラムは事例研究としてその効果が報告されている。その多くは中学生や高校生への取組（片岡・小島, 2017; 片岡・榮田, 2023）である。

　大学生を対象としたプログラムとして、我が国へセルフアドボカシーの概念を導入した片岡は、その端緒としてアメリカのランドマーク大学でのプログラムを紹介している（片岡・玉村, 2009; 片岡, 2013）ことから、大学での取り組みの可能性は高い。各大学の実情に合わせた心理教育的支援においてセルフアドボカシーの考え方を意識して実践することが望まれるだろう。

●合理的配慮の実施　本人がたとえセルフアドボカシーの考え方を持ち、それを意思表明できたとしても、受け止めて支援できる環境があるかが重要である。その点で、康太さんの大学は国立大学であり、すでに合理的配慮の提供は義務化されていたことから、組織的な障害学生支援の整備は一

定程度整っていた。このような社会モデルでの支援は可能であったことは大前提である。

　そのうえで、康太さんにどのような支援ができたか。合理的配慮は、「代替手段」「補助手段」「情報保障」の、大きく３つの手段が取られる。康太さんの場合は、実験の手続きについて、実験器具や装置の使い方や実験手順を個別に手順シートに示して確認できるようにするなどの「情報保障」ができたと考えられる。さらに「代替手段」として、マスクの着用を、例えば透明なプラスチック板などを使ったフェイスシールド等の使用に代替することも可能であった。実際に、そのような代替手段を合理的配慮として認めた例もある。感染防止拡大が第一義的な社会的情勢のもととはいえ、康太さんと大学が対話を続け、「針が刺されるような痛み」を伴うものであることを正しく伝えることで、康太さんに合った感染予防の手段の検討ができたはずである。

●保護者のセルフアドボカシーを育てる　最後に、保護者への支援について述べたい。康太さんの母親には、支援を求めることのためらいが常に存在していた。本人、そしてそれ以上に保護者が差別等を恐れ、診断や治療をためらい回避することは、発達障害臨床に携わる支援者はよく経験することではある。いわれのない差別を受けるかもしれないリスクを回避するのはある意味では当然でもある。本人や保護者の責任に帰結するのみならず、学校や医療機関にも工夫の余地があったと言わざるを得ない。診断や治療が本人にとってどのような意味を持つか、そのあとにどのような配慮や支援が考えられるかを事前に説明しておくことが重要であった。特に学校は、教員の判断による教育的配慮や支援を続け、その効果等を本人や保護者とやりとりしていくことで、本人が自身に必要な配慮や支援を理解することを支援できたであろう。それがたとえ医療機関の再受診につながらなかったにしても、康太さんの自己理解は進んだかもしれない。母親に気づきがなかった、サポートを拒否した、という帰結も可能だが、もしかすると母親なりに康太さんの特性への気づきがあったかもしれず、悩みや困り感、相談動機があったのかもしれない。この事例から垣間見えるのは、

保護者への支援の不十分さである。医療機関受診を勧める際の丁寧な説明や、保護者への個別相談やその後のペアレントトレーニング、親の会の活動の参画、担任や特別支援教育コーディネーターへの相談や通級利用など、リソースの紹介なども検討されると、保護者のセルフアドボカシーを育てることも可能であったと推測される。

　康太さんの休学を契機に、保護者もまた何らかの支援につながることが、康太さんの生涯発達的支援となると言っても過言ではないだろう。保護者のセルフアドボカシーをも育てていくことが、発達障害児・者支援の重要な視点である。

コラム⑩　日本人にとってセルフアドボカシーはハードルが高い？

　日頃、小中学生や、お子さんを持つ保護者と話をしていると、子どもにも大人にも「自己主張」をすることに関するジレンマが存在していることに気づく。それは、学校や教師に対して配慮を要請すると、「自己の権利ばかりを言う」と非難され、嫌われるのではないかという恐れの感情である。日本人は権利主張が苦手と一般に言われるが、発達障害児者や保護者のみならず、社会全体が権利を主張することを回避する文化があるようにも思われる。

　その背景には、「謙虚さ」が日本人の美徳とされていることがあるような印象を受ける。もちろんそれが悪いことばかりではないが、行き過ぎた「謙虚さ」の希求が、ときには理不尽な我慢を強いることになり、「自己の権利ばかりを言う」ように見えることは、「わがまま」と受け取られることもいまだ少なくない。特に障害者の権利を主張するとき、「人の手を借りねば生きられない障害者が権利を主張しているのは謙虚さが足りない」「障害があるなら、人一倍努力するべきだ」という考え方が根強いのも事実である。

　だからこそセルフアドボカシースキルの学習が、当事者・保護者に必要であることを本章で述べたが、片岡・小島（2017）は「セルフアドボカシーは、当事者が勇気を出して支援や配慮を求めた先に、受け止める側の態度や行動があって成り立つ」と述べている。セルフアドボカシーが効力を発揮するには、受け止める側＝社会の構成員もセルフアドボカシーを持ち、自分もまた自己の権利を擁護できると考えて初めて、相手の権利を受け入れることができる。つまり、セルフアドボカシーもまた、社会モデルと考えるべきである。

　そのためには、児童期から、子どもは、性別や年齢、住んでいる場所、障害の有無に関わらず、子どもの権利は保証されていることを理解することが重要となる。子どもが自己の意思表明をする権利がある、ということは、「子どもの権利条約」第12条や「児童福祉法」第2条でも定められている。

　セルフアドボカシー教育は、すべての子どもたちに必要であると言わねばならない。そしてセルフアドボカシーが当たり前になる社会こそ、新しい我が国の姿である。

終章
自己を支える支援の実際

　本章では、これまで述べてきた各章の観点をふまえた支援の実際について述べる。臨床場面での支援の形態は大きく個別面接と集団面接に分けられる。ここでは、自閉スペクトラム症（Autism Spectrum Disorder：以下、ASD）児・者が自己を捉えるその様相が実際の他者とのやりとりにおける言動として現れ、またその言動に働きかける支援の実際について述べることから、集団面接に着目する[(1)]。ASD や注意欠如・多動症（Attention-Deficit / Hyperactivity Disorder：以下、ADHD）等の発達障害があるメンバーが参加するグループワークにおいて、参加者ハルさんの幼児期から成人期までの成長とともに、自己を支える支援が実際にどのように行われたかを解説する。ハルさんの成長と、本書の各章の内容とを表1のように関連させながら、活動例に基づく具体的な支援の方法とその有効点について述べる。ハルさんの事例については、まず、他者と自分とを「比べる」ことから自己理解の切り口を考え、比較したからこそ自分に特有の思いや特性への「気づき」が生まれ、そしてそれが自分と他者の体験を「重ね合わせ」た捉え直しに発展し、さらには自分を「つくる」「伝える」言動へとつながっていく流れを想定した。このような流れはあくまでもハルさんの事例で考えたものであり、必ずしも実際の発達の順や活動例の難易度などを示すものではない。

表1　ハルさんの成長と本書各部・章との関連をふまえた支援の例

	本書の部	本書の章	支援の目的	活動
幼児期〜児童期	自分と比べる	第1章	自分は人にどう映るかの意識を高める	①「犯人と探偵」
		第2章	自分や他者の視点の変化が反映されることばを意識する	②「以心伝心」
児童期〜思春期	自分に気づく	第3章	自分の成功や失敗の原因を考える	③「人力ブロック」
		第4章	自分を知りたい・知りたくない思いに向き合う	④「じぶんビンゴ」
思春期〜青年期	自分と重ね合わせる	第5章 第6章	自分の体験と他者の体験とを重ね合わせ、捉え直す	⑤「あるあるネタお笑い大会」
		第5章 第7章 第9章	自分や他者について考える	⑥心理劇的ロールプレイング
青年期〜成人期	自分をつくる 自分を伝える	第8章 第10章	自分について表現する	⑦障害の有無によらないピアグループ

活動の「　」は、参加者に親しみやすいように考えた活動の名称。

事例　ハルさん

診断名：ASD・ADHD

　幼稚園でのハルさんは、集団遊びの場面でいつも1人違うことをしていた。大多数がダンスをしたり制作活動をしたりしているクラスのなかを、フラフラと立ち歩き、教室の隅でカレンダーに見入ったり、数字をつぶやきながらくるくる回ったりしていた。みんなと同じことをしたり同じ場所に居たりすること自体が嫌いではないのだが、その活動や遊びそのものに興味を持てなかったり、それよりも興味を惹かれる対象があったりすると、周囲の言葉がけがハルさんに入らなくなってしまい、ハルさんは周りとは別のことをしたり遅れたりという具合であった。自分の好きな活動が阻害

されたり、ふいに他者から関わられたりすると、突発的に自分や相手を叩いたり噛んだりすることがあった。年長（6歳）のときにASDとADHDの診断を受けた病院からの紹介を経て来談した大学の発達相談がきっかけとなり、以降、同年代の子どもたちが月に1回活動するグループに参加することになった。

　グループは、「自分について考える・他者について考える」ことを大きな目的とし、参加するメンバーの年齢や特性をふまえた対人関係ゲーム等を取り入れ、参加者が楽しみながら活動できるような構成のなかに目的を組み込んで、毎回の活動が考案されていた。ハルさんを含めメンバーは6～9人、時々入退会がありながらも、基本的には同じメンバーで幼児期から成人期まで継続した。大学教員や院生、学部生などのスタッフが、卒業や異動による入れ替わりがありながらも常時7～10人程度参加した。幼児期～児童期は遊びを中心とした活動、思春期以降は話し合いや社会参加（ボランティア活動や余暇活動など）のような活動も交えながら、長期的に開催された。

支援①──自分は人にどう映るかの意識を高める「犯人と探偵」
自分と比べる

　数字が好きなハルさんは、グループを行う部屋ではよく椅子や靴などをサイズの順に並べていた。そこで、ハルさんのお気に入りの数字が書かれたボールを使用して、それが他者のどこに隠れているのかを当てるゲームを行った。あと1つの数字ボールが見つかれば全部揃う、という場面で、最後のボールを持っている「犯人役」のスタッフが登場し、「私のどこにボールが隠れているでしょう？」とクイズを出す。犯人役の大きく膨らんだポケット、不自然に被った帽子、肩掛け鞄などの怪しい箇所を、ハルさんが「探偵役」として探していく。最初のうち、ハルさんは、外れても残念がったり悔しがったりすることなく即座に次の場所を一心不乱に探し続け、当たりのボールを見つけるとすぐに一列に並べて数を確認し、満足げな表情を見せていた。しかし、何度か繰り返すうちに、見つけたアイテム

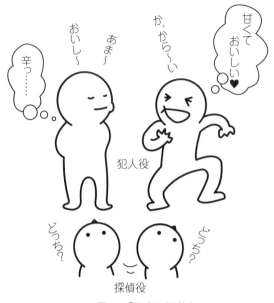

辛っ……

おいし～

あま～

か、から～い

甘くておいしい♥

犯人役

どっち？

どっち？

探偵役

図1 「犯人と探偵」

が外れでも、それを当たりの代わりに並べて楽しんでみたり、スタッフに「どっちか1つだけ開けてみるよ。どっち？」と聞かれて1つだけ選び、外れると「ずこー」と言いながら倒れるというお決まりパターンをみんなでして笑うなどの姿がみられるようになった。

ゲームに慣れてきた頃、ハルさんや他のメンバーも犯人役や探偵役を担った。例えば犯人役が2人いて、2人とも背中に手を隠しながらピョンピョン跳ねて「どっちがボールを持っているでしょう？」と問うと、ハルさんはジャンプが不自然なほうを犯人だと推測して当てるなど、優れた探偵ぶりを見せた。一方、ハルさんが犯人役になったときには、ボールを隠しているポケットを触り続けたり、自分からボールを出してしまったりするので、すぐに「あー！見えちゃった」と探偵役に当てられていた。「持っていないのに持っている振り」をする仕草をスタッフに教えてもらえばできたものの、探偵役が考えている間にやめてしまったり、探偵役が「回れ右して背中を見せて！」というと素直に従ったりしてしまい、簡単に当てられていた。それでもハルさんは悔しがったりすることはなかった。

この「犯人と探偵」は、ハルさんの幼児期から児童期にかけて、様々なバージョンが実施された。例えば、探偵役が「とても辛いガムを食べている犯人は誰か」を当てるバージョン（図1）や、顔まで覆う全身スーツを着た複数の犯人役のなかから、探偵役がそのスーツのなかに入っているの

が誰かを当てるバージョンなどである。いずれのバージョンでも、ハルさんは優れた探偵役であった。また、「本当は甘いガムを食べながら辛いガムを食べている振りをする」や「〇〇さんがよくするポーズを真似して〇〇さんの振りをする」など、他者を欺く犯人役を振られれば、ハルさんなりに演じることができた。そして「本当は甘いのに辛い振りをするのが楽しかった」「〇〇さんの振りをするのが面白い」など感想を述べ、楽しんでいる様子であった。しかし、これらは役を振られれば演じるものの、自発的に役をとったり、他者を欺こうとする意図を持って自ら工夫したりということはみられなかった。また、家庭や学校などでも、かくれんぼや宝探し（第1章参照）のような他者を欺くことを面白みの一部とするような遊びに積極的に参加するようなことはなかった。

解説　このような「犯人と探偵」のほか、かくれんぼや宝探しにも共通する点は、まず探偵役の本人に「見つけたい」という思いが根本にあることを前提としたうえで、犯人役および探偵役が「見つからない」過程を楽しむことの延長に「見つける」「見つけられる」嬉しさが成立することである。活動のなかでは、まずハルさんが見つけたいと思うものを探す対象として設定し、ハルさんがそれを見つけられない過程を楽しめる感覚が形成されたうえで、本来の目的である「隠す自分や隠している他者がどのように見えるか」を扱うことが可能となる。

　幼児期のハルさんは、探偵役として他者がどのように見えるかという点から犯人を推測するのはスムーズであったが、犯人役として自分が他者からどのように見られるかを想定して振る舞うことは難しい様子であった。児童期になると、犯人ではないのに犯人役を演じるといった点で、探偵役を欺くための「高次の心の理論」（第1章参照）も理解し振る舞うことができていた。また、例えばニコニコしながら「辛いなぁ」と言っている犯人を見て、「本当は辛くないに違いない」とか「本当は辛いけれど、辛くないと思わせたいのだろう」と推測するなど、探偵役としても高次の心の理論を使用していた。このようなやりとりは、言葉に「言外の意味」（第2章参照）があることへの注目を促す。

どのような場面で、どのような言葉を、どのような表情や視線、イント
ネーションなどを伴って言うのかによって、相手の気持ちの解釈は変わり
得るということを、活動という枠により守られクローズアップされた状態
で体験することが可能となる。ハルさんは、日常生活のなかでは自発的に
他者との信念のズレを楽しむような行為をみせることはなかったが、この
ような活動の枠のなかでは、高次の心の理論や言外の意味の理解を深めて
いったと言えよう。

支援②──自分や他者の視点の変化が反映されることばを意識する
「以心伝心」　　　　　　　　　　　　　　　　自分と比べる

　ハルさんの就学先は地域の小学校の通常学級であった。授業中はボーッ
としていて担任の指示を聞き漏らしたり、興味が惹かれると立ち歩いたり
していたが、新興住宅が多い郊外の学区で児童数が多く様々なタイプの児
童がいたこともあってか、それほど目立っているというわけでもなかった。
授業参観した母親はハルさんの様子について「隣の席の子に〝あそこに書
いてあるよ〞って指差されても、ハルは全然違うところを見ていた」と話
した。
　この頃のグループでの活動の例として、ペアでお絵描きをする「以心伝
心」がある。ペアの一方だけが見本の絵を見ながら言葉で絵を説明し、も
う一方に同じ絵を描いてもらう活動である（図2）。説明役のハルさんは、
「女の子が飛行機に向かって手を振っている」絵を見ながら、「どういう絵
かというと、飛行機。でもこの飛行機は翼と胴体の比がおかしいし、現実
的にはこんな飛行機ありえない。どこの航空会社の飛行機かマークがつい
ていない」など説明をした。絵の主題というよりも興味の惹かれた部分に
着目して詳しく述べたり、そこから連想した内容を一方的にしゃべり続け
たりした。そのようなハルさんに対して、ペアになったスタッフは「現実
的には飛ばないような翼と胴体の比の飛行機を描けばいいんだね」「飛行
機は飛んでる？　着陸してる？」など、具体的な質問をしてハルさんから
の情報を引き出した。そして、実際に出来上がった絵と見本の絵を並べて、

「あれ？　女の子がいないね」「手を挙げている人がいるよって教えてほしかったなあ」などフィードバックした。

　ハルさんが絵を描く役になったときは、スタッフはあえて「もっとあっちのほう」「夏っ

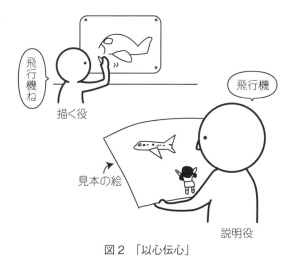

図２　「以心伝心」

ぽく描いて」など、曖昧な指示をした。ハルさんがなかなか描けないでいるときに、他のスタッフが「○○さんから見て"あっち"って、どっち？」「夏っぽいって言われても分からないよね」など、ハルさんの気持ちや立場を表現した。

　解説　自分や他者の視点の変化が反映されることばへの意識を高めることを目的として、ペアの一方がもう片方に指示をする形式の活動は、例えば、目隠しした相手をゴール（複数のバケツのなかの１つをゴールに設定）まで誘導する「目隠しボール運び」や、前が見えない状態の段ボールロボット（スタッフが入って言語指示どおり動く）を操作してミッションをこなす「プログラマー」などもある。いずれも、指示側は他者の立ち位置や姿勢、向きなどの変化に合わせて自分の言葉を選択しなくてはならないし、指示される側は言語情報のみから自分の言動を判断しなくてはならない構造になっている。

　前述①「犯人と探偵」とは異なり、表情や視線などの情報を取り払った、言語のみの情報から他者意図を推測する状況である。**第２章**で述べたASD者の語用論的特性に基づくと、言語情報は日常生活では可視化されないため、何が正解で何が不正解かが分かりにくい。しかし、活動では、

描かれた絵や、ボールの位置、ミッションの状態などによって明示された結果を手がかりにしながら、「こう言ったからこう伝わった」「もっとこう言えばよかった」などの振り返りや試行錯誤が可能となる。また、集中しなければならない情報を言語に絞ることは、ペアとなる相手の発言に注目するという意味で、対人志向性の促進にも効果的である。学校でのハルさんは、物理的に近い距離で1対1での声がけをされると注意を集中しやすいものの、教室での全体指示は聞き漏らしやすかった。注目するべき相手は誰か、集中して聞くべき情報は何か、短時間でも楽しみながら体験を積み重ねられることが重要であるだろう。

支援③──自分の成功や失敗の原因を考える「人力ブロック」

自分に気づく

　小学3年生になったハルさんは、クラスに特定の仲の良い友達はおらず、休み時間は1人で本を読んだり絵を描いたりして過ごすことが多かった。係決めや体育の時間に、教員が「好きなメンバーでチームを作って」などと指示すると、ハルさんはいつも1人だった。教員とペアになるか、教員の指示で他のチームに入れてもらうなどしたが、ハルさんと組むよう指示されたクラスメイトからは「えぇ〜、ハルさんとかぁ……」と小さなため息が漏れ聞こえてきた。学級やチーム内での役割決めでは、ハルさんはいつも残った役割であり、ハルさんの興味関心に偏ったやや一方的な提案（例えば数字や電車に関連するような意見が多かった）は当然のように無視されていた。

　この頃のグループでは、小集団として3〜4人でチームを作り、そのなかで各自に役割のある活動を中心に行った。自分の行動だけでなく他者の行動によって集団全体の強化が左右されるような強化随伴性がある場合のことを、集団随伴性という（例えば、小島，2000；涌井，2013など）。自分の役割を果たすことによってチームが成り立つと直接的に体感することで、所属意識や自己効力感の高まりが期待される。また、②「以心伝心」のようなペア活動は注意を払うべき相手が1人であるのに対して、小集団とな

ると自分以外の2
〜3人の他者に同
時に注意を払わな
くてはいけないと
いう点でステップ
アップしている。
　ここでは活動の
例として「人力ブ
ロック」を取り上
げる。ボールプー
ルに入っている色
とりどりの大量の
ボールを、部屋の
床一面に広げ、そ
の上をブロックに

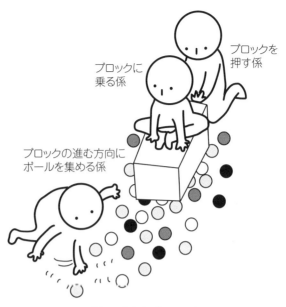

図3　「人力ブロック」

乗って移動する活動である。ハルさんは、色とりどりのボールが床一面に
広がる光景を目にしたとたん、そのにぎやかな雰囲気に興奮し、部屋のな
かをグルグルと走り回ったりピョンピョン飛び回ったりしていた。スタッ
フから、各チーム3人組のメンバー編成が、チーム表とともに発表された
が、興奮していたハルさんはあまり注目していないようであった。
　3人はそれぞれ、ブロックに乗る係、ブロックを押す係、ブロックの進
む方向にボールを集める係になって、協力してスタートからゴールを目指
すという設定だった（図3）。ハルさんは、同じ学年のAさんと、スタッフ
と3人組になった。Aさんがブロックに乗る係を希望し、スタッフを押す
係に指名したため、ハルさんは必然的にボールを集める係となった。いよ
いよスタートしたが、ハルさんはつぶれたボールを見つけてはその凹みを
直すことに気を取られてしまい、ボールを集める行為をたびたび止めてし
まった。そのたびにハルさんのチームは進めなくなったりボールの上から
ブロックがズレてしまったりする。Aさんが「進めない！」、スタッフが
「ハルさんボールお願い！」など声をかけると、ハルさんはチームの近く

に寄ってきてボールを寄せる。しかしまた手元のボールをいじり始めチームから離れてしまう、ということを何度か繰り返し、ゴールまでたどり着けなかった。

　ゲームの振り返りでは「ゴールまでたどり着けなかった原因は何だろう？できるだけ多くの理由を挙げてみよう」と司会スタッフが提案した。ハルさんは「凹んだボールがあったから」と発言した。Ａさんは「ハルさんのせい！」と大声で叫んだ。スタッフの１人が「集めて、って言ったらハルさんは集めてくれた。でも言わないときは集めてくれなかった」とＡさんの言葉を具体的に言い換えた。周りで見ていたほかのチームも交え、「凹んだボールが多くてブロックが進まなかったと思う」「ボールが少なかったから。もっと多かったらゴールできたかも」「そもそも自分がやりたいって言った係じゃないからやる気が出なかった」「いつもと部屋の雰囲気が全然違うからだよ。こんなカラフルなボールがたくさん散らばってたら興奮しちゃう」「途中で自分の役割をつい忘れちゃう。ずっと覚えてられるように見えるところにあればいいのに」など、複数の理由を出し合った。

　解　説　「人力ブロック」は、３人のうちの誰か１人でも役割が欠けると成立しない。自分の役割が目に見えてチームに貢献する、つまり、自分がいなければチームが成り立たない、という状況そのものを枠組みとして組み込んだ活動である。よって、「誰が、何をしたら、チームがどうなった」という役割分担の構造を明確にフィードバックすることが可能となる。Ａさんのような同年代のメンバーからのフィードバックは、失敗場面では相手を責める口調や不服の表現になってしまいがちだが、スタッフからのフィードバックは、端的に原因と結果を関連づけた短めのことばを、幅広くいくつも用意し、原因の帰属先が複数あることを意識して行うことがポイントである。

　本人の振る舞いや役割と関連付けた内的な要因も含め、課題、他者、環境、運などと関連づけた外的な要因も多様に推測し、どれか１つが特定の原因であるとは帰着させない。原因帰属（**第３章参照**）の観点から、子ど

もたちの二次障害としての抑うつ傾向や過剰な自己評価の高さを防ぐためには、原因を考える視点は多様であり幅広いということを示すのが重要である。

支援④──自分を知りたい・知りたくない思いに向き合う 「じぶんビンゴ」　　　　　　　　　　　　　　　　自分に気づく

　小学6年生になって数ヶ月経った頃、ハルさんは「学校嫌だ」と発言することが多くなった。教員や保護者が理由を聞いても、特にいじめられたり特定の嫌なことがあったりしたわけではない。「なんとなく嫌だ」と言いながら、「でも学校は行かなきゃいけないところだから」というこだわりにも似た硬い思考で通学を続けていた。

　この頃行った「じぶんビンゴ」という活動は、自分に当てはまる特性カードを選んでシートを作り、ビンゴを楽しむ活動である（図4）。特性カードには、例えば、「ボーッとするのが得意」「集中力がある」「じっとしているのは嫌い」「礼儀正しい」「よく忘れる」「好きなことに詳しい」「慎重に計画する」「考えるよりやってみるタイプ」「飽きやすい」「体を動か

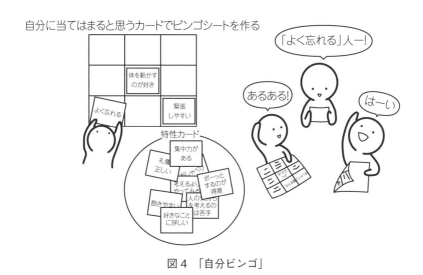

図4　「自分ビンゴ」

すのが好き」「つい手が出てしまう」「おしゃべりが好き」「知らない人や場所は緊張する」「人の気持ちを考えるのが苦手」などがある。肯定・否定の表現を織り交ぜたり、どちらにも解釈可能な表現にしたりした、障害特性に通じるような複数の内容を用意する。メンバーは、用意された特性カードのなかから、自分に当てはまると思う内容を9枚選んで、縦横3×3に配置し、自分だけのビンゴシートを作成する。スタッフやメンバーがランダムに特性シートを読み上げ、誰が何を選んだのか、どうして選んだのかなどを話題にしながら、読み上げられたシートが縦横斜め揃うかどうかを楽しむ活動である。

　ハルさんは、「すぐに行動する」「体を動かすのが好き」「礼儀正しい」「好きなことに詳しい」「考えるよりやってみるタイプ」など全部で8枚のカードを選んだものの、最後の1枚をなかなか選べなかった。どうやら残りのカードには否定的なニュアンスが含まれるため、選びたくないという気持ちがあるようで、ハルさんが「あとは（自分に当てはまるものは）ないからこれでいい」と、1マス空欄にしたまま8枚のカードでビンゴシートの作成を終了した。

　スタッフやメンバーがランダムに特性シートを読み上げ、各自作成したシートの縦横斜めが揃うかどうかを確認する段階になった。スタッフやメンバーが「○○ちゃんも『よく忘れる』を選んだんだね、私と同じ」「学校の持ち物とかさ、連絡帳に書いて持っていかなきゃって思ってても、用意している途中で忘れちゃうんだよね」「分かる分かる、つい違うこと気になっちゃったりしてさぁ」など話しているのを、ハルさんは部屋を歩き回ったり床に寝そべったりしながら聞いていた。ハルさんが選んだカードが、スタッフに読み上げられ、それを選んだ理由を聞かれたハルさんは、「なんとなく」「分かんない」など言葉少なに答えた。ハルさんは8枚しかカードを使用しなかったため、他のメンバーよりも揃いの数が少なかったが、2回目のゲームも「やる」と参加の意思を示した。

　2回目は「人に説明するのが苦手」「周りの意見と反対のことを言いたくなる」など、否定的なニュアンスを含むカードを含めた9枚のカードを自分のシートに配置した。スタッフがハルさんにそれらのカードを選んだ

理由を聞いても「忘れた」「適当」などあまり答えようとはしなかった。スタッフが「確かにこの前の活動でもハルさんはみんなと反対の意見言ってた」「それがあったから、じゃあこうしよう、って話し合えたよね」「説明は、確かにこの前の○○ゲームのときは分かりにくかった。でも××ゲームの説明は分かりやすかった。何が違ったんだろう」など、ハルさん本人が選んだ自分の特性に当てはまるように具体的な場面をあげながら話を展開した。

解説 「じぶんビンゴ」は、ビンゴというゲーム性のなかで、自分自身に当てはまる特性を気軽に話題にし、自分の言葉で具体的に表現したり、他者との共通性や自分の独自性を感じたりすることに目的が置かれる。そこでは、たとえ否定的なニュアンスを含んだ自分自身の特徴であっても、そのことで「それはあなたの努力や我慢が足りないから」とか「なんでできないの？」など叱責や否定を受けることはない。むしろそのような自分の特徴を認め選択することで活動に参加することができ、話題にすることができる。他の人も同じような体験や特性を持つことが可視化され、類似した体験が語られる。または自分自身のみの独自な体験や経験であることを、他者から関心を持って問われることで認識を深めていく。つまり、自分に関する否定的な情報を避けようとする「ネガティブ情報回避欲求」（**第 4 章**参照）を和らげながら、自分について考える状況を作り出せると言えよう。ハルさんのように、自分が選んだ自分の特性について具体的な理由が伴っていなかったり、そもそも選ぶということ自体が難しかったりする場合であったとしても、まずは自分や他者の行動や内面について話題にするという雰囲気そのものを体験することに意味があるだろう。

　この頃のハルさんが「学校嫌だ」と発言するようになった背景には、小学校最高学年としての責任や中学校への進学を見据えた期待が混じった声がけをされることが多くなったなかで不安感を高めたことが考えられた。また、修学旅行や記念行事など特定の仲の良い友達がいない状況が強調されるような機会が多くなるなか、どのように他者と関係を築いていったらよいのか分からないまま相変わらず立ち歩き、クラスメイトから自分へ投

げかけられる拒否や異質性を示す言葉を、自分のなかに蓄積させていったのではないか。その結果として現れたのが、なんとなく学校が嫌という気持ちであり、本人自身もその気持ちの背景や理由を明確には捉えておらず、言葉で説明できない。それでもその言動を、ハルさんのなかにある「自己認識欲求」（第4章参照）の芽生えとして捉える視点と関わる姿勢が、関わり手には求められよう。

支援⑤──自分の体験と他者の体験とを重ね合わせ、捉え直す「あるあるネタお笑い大会」 　　自分と重ね合わせる

　ハルさんは、地域の公立中学校に進学し、通常学級に在籍した。別の小学校区から来た新しいクラスメイトと、好きな飛行機や昆虫の話題で盛り上がったことをきっかけに、その友達とはよく話すようになった。その友達の影響もあってか、この頃、テレビやインターネットでよくお笑いを見るようになった。お気に入りの芸人のネタを暗記し、イントネーションや仕草そっくりにまねたりするようになった。学校で友達とお笑い番組の話をして笑うこともあれば、1人で思い出し笑いのようにブツブツつぶやいて笑っていることもあった。

　グループのなかにもお笑い好きなメンバーが数人いたこともあり、お笑い大会を開催することになった。自分の好きな芸人のネタをまねた発表もあれば、自分で面白いと思う一発ギャグのようなものを考えて発表したり、メンバーがそれぞれに自分が面白いと思う内容を発表した。ハルさんもお気に入りのフレーズが入ったネタを披露し、観客になった他のメンバーがあまり理解できていない様子でも満足気に「楽しかった」という感想を述べていた。

　何度か回数を重ねていくなかで、スタッフは「〇〇さんにはウケたけど、△△さんは笑っていなかったね」「人によって面白いと思う内容、面白いと思わない内容に差があるようだね」などフィードバックし、「聞いている相手が面白いと思うかどうか」を考えることを促した。ネタを考える過程では、「聞き手の〇〇さんは何が好きだろう」と他者の興味や嗜好への

関心を高めるような声がけを行った。そうしているうちに、「複数の人に面白いと思ってもらうためには、みんなに共通する話題を考える必要があるよね」ということになり、より多くの人が「分かる！」と思える体験を「あるあるネタ」として考案することになった。

　ネタを考える過程で、「最近ハルさんが、面白い！と思って笑っちゃったことはある？」とスタッフに聞かれたハルさんは、「近所の空き地で○×ムシを発見したと思ったら△△ムシだったんです！」とさも可笑しそうに話した。それを聞いていた他のメンバーが「○×ムシと△△ムシってどう違うの？」と聞くと、ハルさんは「○×ムシは足の節のところに銀色っぽい光沢があるけど、△△ムシは……」と細かな違いを早口で説明した。

　メンバーが「ちょっと分からない」と言い、スタッフらが「ハルさんくらい虫好きな人が聞いたら、きっと面白いんだろうけどねぇ」「興味あることとか知っている内容とかが相手と大きく違うと、分かる分かる！っていうのが少なくなるよね。」「じゃあハルさんが言う、"○○だと思ったら××だった"というパターンで、できるだけ多くの人が分かるものを入れていったら、面白いと思ってくれる人が増えるんじゃない？」など提案した。そして、テレビのリモコンだと思ったらエアコンのリモコンだった、交通カードだと思ったら診察カードだった、犬だと思ったら猫だった、など、日常的によく見たり聞いたり使ったりするもので似ているものを出し合い、それを間違う状況をコントのように演じた。発表では、観客役のメンバーやスタッフが「あるある度」を１〜５で点数化して評価するとともに、コントを見て思い出した自分のエピソードを感想として述べるなどした。

解　説　「自己支援的ユーモア」（**第６章**参照）との関連でみると、「○○だと思ったら××だった」ということ自体は不適合の評価に該当する。そのことが自分自身の失敗体験として位置づけられる場合、無害であると評価されれば、面白みを伴う自己支援的ユーモアになり得る。例えば、「携帯だと思って持ってきたつもりが、鞄に入っていたのはリモコンだった」という経験が、自分にとって不利益や損害、恥ずかしさや自己嫌悪などの

否定的感情をもたらす経験として認識されている場合は、それを積極的に他者に話そうとはしないであろうし、話したとしても笑いや面白みを伴ってではなく苦痛体験としてであろう。しかし、ここではお笑い大会として設定された場自体が、話されたテーマについて笑ってもいい、面白さを感じてもいいのだというメッセージを包含している。このことが、自分にとっては失敗であり有害な体験であったとしても、面白みを感じても大丈夫、笑っても大丈夫なのだという意味の再付与を促しやすい。

　また、「あるある度」が数値で示されることで、同じような経験をしたのは自分だけではないのだという気づきを得やすい。このことは、**第5章**で述べた「共感」の促進にも効果的であることを意味する。視点や思考が固定化されやすい ASD 者にとって、ユーモアの視点から失敗体験を捉え直し、自分だけではないという共感を得られることは、二次障害としての自尊感情の低下や抑うつ状態の悪化を防ぐ手立てとなるであろう。このような活動のなかで扱われるのは軽微な失敗や勘違いのような内容であることが多いが、まずは自分の失敗体験を表出すること、他者の類似した体験と重ねること、視点や意味を変えてポジティブに捉え直すことなどの経験を活動のなかで蓄積することが重要である。その経験の蓄積が、より深刻な失敗場面、特に障害特性ならではの対人関係におけるつまづきやうまくいかなさに遭遇した場合に、過度な落ち込みを防ぎ心を回復させ、自分を自分として認めることに展開し得るのではないだろうか。

支援⑥——自分や他者について考える「心理劇的ロールプレイング」
自分と重ね合わせる　　**自分をつくる**

　ハルさんは、私立高校に進学した。ゆったりしたカリキュラムであることや、個別の支援体制があることなど、その高校に進学を決めた理由はいくつかあったが、ハルさん自身は、何と言っても電車を乗り継いで通学できる点が気に入っていた。入学後1ヶ月ほど経った頃、ハルさんはグループで「学校に行っても、教室に入りにくい」と発言した。詳しく話を聞いていくと、どうやら、ハルさんが登校したところ、クラスメイト複数名が

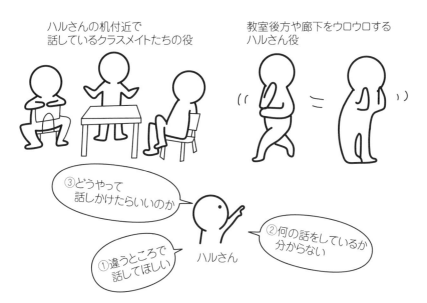

ハルさんの机付近で
話しているクラスメイトたちの役

教室後方や廊下をウロウロする
ハルさん役

③どうやって
話しかけたらいいのか

②何の話をしているか
分からない

ハルさん

①違うところで
話してほしい

図5　自分役を見ながら 自分の気持ちを話すハルさん

ハルさんの机付近で話していたため、ハルさんは何も言えずにそのまま廊下や教室後方をウロウロして授業開始時間を待っていたということらしい。

　ハルさんの語りには、例えば「鞄を机に委託して……」とか「……遵守しなければいけません」など、大仰で難解な言い回しがある点で、聞き手がスムーズに話の内容を理解しにくいところがある。そこで、その場面をグループで再現した。具体的には、スタッフやメンバーがクラスメイト役となって実際の机や椅子を使用して座っている状況を作り、そこでハルさんがどのように振る舞ったのかを実際に演じてもらった。ハルさんは、教室に入るも自分の席やクラスメイトに視線を向けることなく、聞き取れないほど小さな声で何やらブツブツ呟きながら教室後方や廊下を歩き回っていた。

　次に、ハルさんの役をスタッフが同じように演じ、ハルさんにはその場面を観客として見てもらった（図5）。「このときのハルさんのなかにはどんな気持ちがあるの？」と聞かれると、観客としてその場面の自分を見ていたハルさんは、「違うところで話してほしい（図5①）」「何の話をして

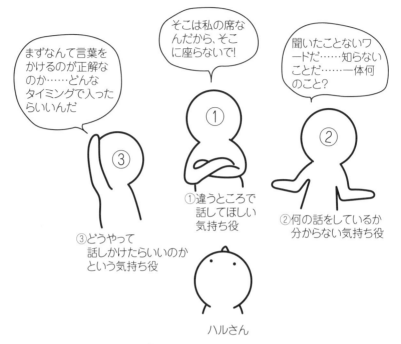

図6　それぞれの気持ち役の話し合い場面を見るハルさん

いるか分からない（図5②）」「どうやって話しかけたらいいのか（図5
③）」など、複数の気持ちに言及した。これを見ていた別のメンバーは
「分かる、自分もそういう気持ち」と賛同したり、「見ているのが辛い」と
別のスタッフと一緒に退室したメンバーもいた。

　最後に、「違うところで話してほしい」気持ち役（①）、「何の話をして
いるか分からない」気持ち役（②）、「どうやって話しかけたらいいのか」
の気持ち役（③）、それぞれの気持ちの役になったスタッフやメンバーが
話し合いを行った（図6）。「違うところで話してほしい」気持ち役は「そ
こは私の席なんだから、そこに座らないで！」と怒りを表出し、「何の話
をしているか分からない」気持ち役は「聞いたことないワードだ……知ら
ないことだ……一体何のこと？」と疑問を表出し、「どうやって話しかけ
たらいいのか」という気持ちの役は「まずなんて言葉をかけるのが正解な
のか……どんなタイミングで入ったらいいんだ」と不安を表出した。どの

気持ちの発言が最も自分の気持ちに近いのかを問われたハルさんは、3つめの「どうやって話しかけたらいいのか」役を指し、「自分が話しかけると、突然びっくりしたとか、今盛り上がってたところだったのにとか、言われることが多いから、それが心配」と話した。

解説　人が場面を演じる劇化を通して、そのときの状況や対人関係に焦点を当て整理したり登場人物の言動の意味を考えたりする方法は、第9章で述べたナラティブの「共同構成」およびそれを促進するための「視覚的な工夫」にもなり得る。ソーシャルスキルトレーニング（Social Skill Training：SST）を目的として劇化が行われる場合もあるが、ハルさんの場合には振る舞いのスキルトレーニングを目的としたのではなく、そのときの自分の気持ちを整理することを目的とした。

　おそらくハルさんはクラスメイトに話しかけること自体ができなかったわけではないだろう。小中学校と通常学級で過ごしてきたハルさんは、クラス替えや進学に伴い、初めて話すクラスメイトはいたであろうし、話しかけた経験もある。しかし、それでもなお、何が適切なのか分からないという思いがあるのは、例えばそのときのタイミング、相手との関係性、口調やしぐさなど、様々な統制しきれない要素によって、適切さがその都度変わり得るからではないだろうか。ハルさんはこれまで幾度となくその適切さからのズレを周囲から指摘され、そのたび失敗経験を蓄積させてきたし、きっとこれからもそのような経験は続くと考えられる。これからも続く「どう話しかけたらいいのか分からない」場面への対処法の1つは、その背景に自分のどのような気持ちや経験があるのかを、自分自身で知ることである。

　他者が自分の役をとり、自分がまるで鏡を見ているかのように自分を客観視するのは「ミラー」、自分の気持ちをまるで自分であるかのように語り支えてくれるのを「ダブル」といい、いずれも心理劇や心理劇的ロールプレイング（例えば、台, 2003；高原, 2012 など）において使われる手法である。自分を対象化することによって、自分に起きている気持ちに客観的に気づくことができる。自分のなかの複数の気持ちを相対化したり、観客

としてのメンバーやスタッフの感想などと相対化したりすることによって、自分の気持ちをより詳しく知ることができる。このような手法を交えながら、ASD者が自分自身の状態や気持ちを整理し自己理解（第7章参照）していくプロセスでは、関わり手もまた、そのプロセスでASD者への理解を深めていくと同時に、関わり手自身として生起する感情や思い出した経験と向き合うことになる。障害の有無にかかわらず参加者が観客として劇化を見ているうちに、自分自身の経験や類似した感情が思い出される点で、「共感」（第5章参照）が促進されると言えよう。

支援⑦——自分について表現する「障害の有無によらないピアグループ」 　`自分をつくる`　`自分を伝える`

　ハルさんは高校1年生の半ば頃から少しずつ保健室登校が増えていった。

　グループに顔を出すと「ここに来ると楽しいぶん、学校に行くと友達と話せなくて楽しくない自分は障害者だってことを感じる」「このグループに来てるっていうことはつまり、自分も、他の人も、障害者ってことですよね」とグループに対する安心感と違和感を同時に認識する発言をした。これに対して、他のメンバーは、「自分もそう思う」と同意を示したり、「自分には障害があると思うときもあればそうではないときもある、ここにいるときはあまり感じない」「ここで楽しければ、学校で楽しくなくても別にいい」などの感想が出されたりした。

　ハルさんは、希望した高校に入学したにもかかわらず通学を苦痛に感じる自分への失意や、このグループで話すようには学校で振る舞えない自分に対する憤りを口にした。そして「ここでは結局だれかに助けてもらえるし、同じような障害がある友達ばかりだから分かってもらえて安心できるけど、外に出たらそうはいかない」と発言した。

　この頃、グループには、診断名や障害特性の有無を超えた自己理解や他者理解について考えることを目的として、非ASDメンバーも参加するようになっていた。メンバーの1人が「私には障害のような、診断名のようなものはないけれど、ここでは自分のペースで参加できるし何を言っても

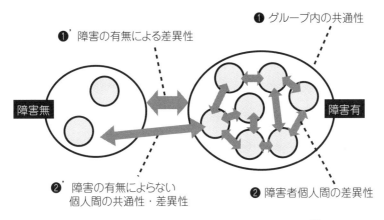

*滝吉・田中 (2011) による一部を筆者が改変。◯は一個人。

図7　障害の有無と共通性・差異性の理解

　尊重してもらえるから安心する。でも学校では周りに合わせて気を遣ってばかりで疲れるというところは、同じ」と話した。また、診断名のあるメンバーは「ハルさんと同じく人間関係苦手で失敗をあげたら切りがないんだけど、自分はあまり気にしないようにしてる。分かってもらえる人との楽しい時間があれば、極度に落ち込まずに済むかな」と発言した。ハルさんは、「いろんな人がいますね」「自分の気持ちの持ち方で変わるってことなのかな」と呟きながら聞いていた。

　高校1年の終わり、ハルさんは退学した。しばらく休んだあと、単位制通信高校で単位を取得し、国立大学の工学部を一般受験し合格した。現在は、障害学生支援を受けながら単位取得を継続中である。

解説　田中 (2010) は、ASD 当事者グループの機能として、ASD という共通した診断のある仲間同士での類似した特性を確認することによってASD 理解を深めること（図7❶）と、同じ ASD でもそれぞれに異なる特性つまり個人間の差異性があると見出すこと（図7❷）を指摘している。❶に肯定的に意味づけることができれば、「障害アイデンティティ」（第8章参照）獲得の第一歩となり得る。しかし、ハルさんの場合、グループの

メンバーとの類似性に抱いた大きな安心感は、学校でのクラスメイトとは関係形成がうまくいかない自分という否定的な意味づけを伴って理解されたために、メンバー以外つまり非 ASD 者との差異性（図 7 ❶'）を際立たせ、「グループに参加すること＝障害者」という図式を生み出し葛藤につながった。

　そこで、❷障害者個人間の差異性を、❷'障害の有無によらない個人間の共通性・差異性への気づきへつなげる支援として、障害のない他者をもまたグループの一員とする構造が効果的であるだろう。自分と相手には同じ診断名がありながらも違うところがある、と気づくことは、障害特性のみでは表せない自己および他者の多面性への気づきでもある。その気づきを、障害の有無にかかわらず共通性と差異性を持った他者と自分の関係性へ広げることによって、真に対等な共生意識が育まれるのではないか。

　上述のような共生意識を育む取り組みには、障害や診断の有無にかかわらない多様な他者が存在する場の設定が大前提となる。共生意識を育む段階としての学校教育では、「交流及び共同学習」として、通常学級在籍児童生徒と、特別支援学級や特別支援学校に在籍する児童生徒がともに学ぶことが推進されている（文部科学省, 2018）。交流及び共同学習に関する研究では、通常学級児童生徒の障害に対する好意的態度を促進する効果があること（浅間ほか, 2021）や、その効果は交流の質や量、また児童生徒の個人要因などによっても変化すること（楠見, 2017）などが報告されている。また、総合的な学習の時間などを活用した交流及び共同学習や、障害理解教育に関する実践は、近年増加傾向にある（田名部・細谷, 2017）。このような実践や取り組みも、多様な他者が存在する場の設定が重要となるが、いずれの場合も、障害のない児童生徒が障害のある児童生徒をどう理解するかや、障害そのものや障害者一般に対する理解をどのように変化させるかに主に焦点化されており、障害のない児童生徒が障害のある児童生徒との関わりを通して自分自身をどう理解するのかについては注目されていない。真に対等な共生意識を育むためには、非障害者の障害理解が、目の前の障害者のみではなく、自分をどのように理解することに結びつくかという視点からの検討が必要であると考える。

滝吉・田中（2011, 2021）は、臨床グループに非 ASD 者を含めた実践を行い、非 ASD 者を対象として、その ASD に対する理解や ASD 者に対する理解、および非 ASD 者自身の自己理解との関連や変容について検討を行った。実際に複数の ASD 者とともに一定期間継続的に活動する経験を経た非 ASD 者は、ASD 者のコミュニケーションの苦手さは状況や個人の違いによって様々でありつつも障害特性として確かに存在するものとして理解し、自分自身の対人関係の持ち方にも類似した苦手さがあると理解するようになる点で、他者理解および自己理解の変化を示すことが示された（滝吉・田中 , 2021）。自分自身と ASD 者の連続性を実感する自己理解・他者理解のあり方からは、自分自身をもスペクトラムのなかに存在する者として捉える視点がうかがわれる。

　ここまで述べてきたように、自己の発達過程は、他者の存在を意識し自分と比べるなかでその違いに気づき、自己と他者の体験や思いを重ねることで他者とのつながりを感じ、関係性のなかにある自分の独自性をつくっていく。そのようにして形成されたアイデンティティを発信することがセルフアドボカシー（**第 10 章**参照）となるため、両者は両輪の関係にあると言えよう。ASD という障害特性があるからこそ焦点化される自己という視点からの支援は、障害の有無にかかわらず私たちがいかに他者との関係性のなかで自分を理解しながら生きているのかを鮮明に捉えようとする心構えが必要となる。

注
(1) ASD 者を対象に自己という視点に着眼し展開される集団面接は，その実施目的やアプローチ方法から以下 4 つに分類される（滝吉・田中 , 2010）。①情動・自己表現の活性化、自己・他者理解の促進をねらいとした心理劇・心理劇的ロールプレイング、②安心できる居場所としての機能を持ち、自己表現や他者への関心を促進するなどの心理教育的なねらいにより実施される集団遊戯療法、③コミュニケーション行動の獲得や促進、不適切行動の軽減などをねらいとしたソーシャルスキルトレーニング・行動療法に基づく訓練、④ ASD 者に対する理解や関わりの促進をねらいとした、周囲の人々（保護者・きょうだい・定型発達の児童生徒など）を対象に含む集団療法、である。本章で紹介する支援は，①②④の目的や方法を含むものであるが、ハルさんの成長に沿って同じグループワーク内で提供された様子を記述する。

引用文献

第1章

Baddeley, A. (2003). Working memory and language: An overview. *Journal of Communication Disorders*, 36(3), 189-208.

Baron-Cohen, S. (1989). The autistic child's theory of mind: A case of specific developmental delay. *Journal of Child Psychology and Psychiatry*, 30(2), 285-297.

Baron-Cohen, S. (1992). Out of sight or out of mind? Another look at deception in autism. *Journal of Child Psychology and Psychiatry*, 33(7), 1141-1155.

Baron-Cohen, S., Leslie, A. M., & Frith, U. (1985). Does the autistic child have a "theory of mind"? *Cognition*, 21(1), 37-46.

Baron-Cohen, S., Ring, H. A., Wheelwright, S., Bullmore, E. T., Brammer, M. J., Simmons, A., & Williams, S. C. (1999). Social intelligence in the normal and autistic brain: An fMRI study. *European Journal of Neuroscience*, 11(6), 1891-1898.

別府哲 (1996)「自閉症児におけるジョイントアテンション行動としての指さし理解の発達——健常乳幼児との比較を通して」『発達心理学研究』7(2), 128-137.

Bowler, D. M. (1992). "Theory of mind" in Asperger's syndrome. *Journal of Child Psychology and Psychiatry*, 33(5), 877-893.

Brocki, K. C. & Bohlin, G. (2004). Executive functions in children aged 6 to 13: A dimensional and developmental study. *Developmental Neuropsychology*, 26(2), 571-593.

Cavalli, G., Galeoto, G., Sogos, C., Berardi, A., & Tofani, M. (2022). The efficacy of executive function interventions in children with autism spectrum disorder: A systematic review and meta-analysis. *Expert Review of Neurotherapeutics*, 22(1), 77-84.

Chandler, M., Fritz, A. S., & Hala, S. (1989). Small-scale deceit: Deception as a marker of two-, three-, and four-year-olds' early theories of mind. *Child Development*, 1263-1277.

Chevallier, C., Kohls, G., Troiani, V., Brodkin, E. S., & Schultz, R. T. (2012). The social motivation theory of autism. *Trends in Cognitive Sciences*, 16(4), 231-239.

Edgin, J. O. & Pennington, B. F. (2005). Spatial cognition in autism spectrum disorders: Superior, impaired, or just intact? *Journal of Autism and Developmental Disorders*, 35(6), 729-745.

Frith, U. (1994). Autism and theory of mind in everyday life. *Social development*, 3(2), 108-124.

Happé, F. G. (1994). An advanced test of theory of mind: Understanding of story characters' thoughts and feelings by able autistic, mentally handicapped, and normal children and adults. *Journal of Autism and Developmental Disorders*, 24(2), 129-154.

Happé, F., Booth, R., Charlton, R., & Hughes, C. (2006). Executive function deficits in autism spectrum disorders and attention-deficit/hyperactivity disorder: Examining profiles across domains and ages. *Brain and Cognition*, 61(1), 25-39.

Hughes, C. (1998). Executive function in preschoolers: Links with theory of mind and verbal ability. *British Journal of Developmental Psychology*, 16(2), 233-253.

Hughes, C. & Russell, J. (1993). Autistic children's difficulty with mental disengagement from an object: Its implications for theories of autism. *Developmental Psychology*, 29(3), 498-510.

Kouklari, E.-C., Tsermentseli, S., & Monks, C. P. (2018). Hot and cool executive function in children and adolescents with autism spectrum disorder: Cross-sectional developmental trajectories. *Child Neuropsychology*, 24(8), 1088-1114.

Kouklari, E.-C., Tsermentseli, S., & Monks, C. P. (2019). Developmental trends of hot and cool executive function in school-aged children with and without autism spectrum disorder: Links with theory of mind. *Development and Psychopathology*, 31(2), 541-556.

Lewis, M., Stanger, C., & Sullivan, M. W. (1989). Deception in 3-year-olds. *Developmental Psychology*, 25(3), 439-443.

Li, A. S., Kelley, E. A., Evans, A. D., & Lee, K. (2011). Exploring the ability to deceive in children with autism spectrum disorders. *Journal of Autism and Developmental Disorders*, 41(2), 185-195.

Luna, B., Doll, S. K., Hegedus, S. J., Minshew, N. J., & Sweeney, J. A. (2007). Maturation of executive function in autism. *Biological Psychiatry*, 61(4), 474-481.

Ma, W., Sai, L., Tay, C., Du, Y., Jiang, J., & Ding, X. P. (2019). Children with autism spectrum disorder's lying is correlated with their working memory but not theory of mind. *Journal of Autism and Developmental Disorders*, 49(8), 3364-3375.

Metcalfe, J. & Mischel, W. (1999). A hot/cool-system analysis of delay of gratification: Dynamics of willpower. *Psychological Review*, 106(1), 3-19.

Miyake, A., Friedman, N. P., Emerson, M. J., Witzki, A. H., Howerter, A., & Wager, T. D. (2000). The unity and diversity of executive functions and their contributions to complex "frontal lobe" tasks: A latent variable analysis. *Cognitive Psychology*, 41(1), 49-100.

大神英裕（2008）『発達障害の早期支援——研究と実践を紡ぐ新しい地域連携』ミネルヴァ書房.

Ozonoff, S. & Jensen, J. (1999). Brief report: Specific executive function profiles in three neurodevelopmental disorders. *Journal of Autism and Developmental Disorders*, 29(2), 171-177.

Pasqualotto, A., Mazzoni, N., Bentenuto, A., Mule, A., Benso, F., & Venuti, P. (2021). Effects of cognitive training programs on executive function in children and adolescents with autism spectrum disorder: A systematic review. *Brain Sciences*, 11(10), 1280.

Schmitz, N., Rubia, K., Daly, E., Smith, A., Williams, S., & Murphy, D. G. (2006). Neural correlates of executive function in autistic spectrum disorders. *Biological Psychiatry*, 59(1), 7-16.

Senju, A., Southgate, V., White, S. & Frith, U. (2009). Mindblind eyes: An absence of spontaneous theory of mind in Asperger syndrome. *Science*, 325(5942), 883-885.

Shu, B.-C., Lung, F.-W., Tien, A. Y., & Chen, B.-C. (2001). Executive function deficits in non-retarded autistic children. *Autism*, 5(2), 165-174.

Sodian, B. & Frith, U. (1992). Deception and sabotage in autistic, retarded and normal children. *Journal of Child Psychology and Psychiatry*, 33(3), 591-605.

Steele, S. D., Minshew, N. J., Luna, B., & Sweeney, J. A. (2007). Spatial working memory deficits in autism. *Journal of Autism and Developmental Disorders*, 37(4), 605-612.

Talwar, V. & Lee, K. (2008). Social and cognitive correlates of children's lying behavior. *Child Development*, 79(4), 866-881.

Wimmer, H. & Perner, J. (1983). Beliefs about beliefs: Representation and constraining function of wrong beliefs in young children's understanding of deception. *Cognition*, 13(1), 103-128.

Yokota, S. & Tanaka, M. (2013). Development of deceptive behavior in children with autism spectrum disorder. *Journal of Special Education Research*, 2(1), 1-9.

Yokota, S. & Tanaka, M. (2020). The cognitive function of deception in children with autism spectrum disorder. *Journal of Special Education Research*, 9(1), 1-9.

Yu, Y. T., Li, H. J., Tsai, C. H., Lin, C. H., Lai, S. S., & Chen, K. L. (2021). Cool executive function and verbal comprehension mediate the relation of hot executive function and theory of mind in children with autism spectrum disorder. *Autism Research*, 14(5), 921-931.

Zelazo, P. D. & Carlson, S. M. (2012). Hot and cool executive function in childhood and adolescence: Development and plasticity. *Child Development Perspectives*, 6(4), 354-360.

コラム①

内田伸子（2021）「子どもの嘘の生起——語り・想起・会話に潜む嘘の発生因」太幡直也・佐藤拓・菊地史倫（編著）『「隠す」心理を科学する——人の嘘から動物のあざむきまで』北大路書房.

Yu, J., Tao, Q., Zhang, R., Chan, C. C., & Lee, T. M. (2019). Can fMRI discriminate between deception and false memory? A meta-analytic comparison between deception and false memory studies. *Neuroscience & Biobehavioral Reviews*, 104, 43-55.

第2章

American Psychiatric Association. (2013). *Diagnostic and statistical manual of mental disorders* (5th ed.). American Psychiatric Association.

Gernsbacher, M. A. & Pripas-Kapit, S. R. (2012). Who's missing the point? A commentary on claims that autistic persons have a specific deficit in figurative language comprehension. *Metaphor and Symbol*, 27(1), 93-105.

Higashiyama, A. & Ono, H. (1988). "Koko", "soko", "asoko" ("here" and "there") as verbal dividers of space. *Japanese Psychological Research*, 30(1), 18-24.

堀口和吉（1990）「指示詞コ ソ アの表現」『日本語学』9, 59-70.

伊藤恵子（2017）「指示詞理解における非言語情報活用からみた自閉スペクトラム症児の語用論的能力」『心理臨床学研究』34(6), 604-615.

伊藤恵子・西村章次（1999）「自閉性障害を伴う子どもの相互作用成立要因に関する分析的研究」『発達障害研究』20(4), 316-330.

伊藤恵子・田中真理（2009）「自閉症児の指示詞理解における非言語的手がかりの影響」『児童青年精神医学とその近接領域』50(1), 1-15.

伊藤恵子・田中真理・細川徹（2004）「指示詞コ・ソ・アの理解における発達的変化」『東北大学大学院教育学研究科研究年報』52, 223-236.

伊藤恵子・安田哲也・池田まさみ・小林春美・高田栄子（2023）「自閉スペクトラム症特性における語用論的情報の活用——心情推測課題を用いた検討」『発達心理学研究』34(2), 45-58.

伊藤恵子・安田哲也・小林春美・高田栄子（2020）「発話意図推測からみた自閉スペクトラム症児の語用論的能力」『発達心理学研究』31(2), 80-90.

岩淵悦太郎（1968）『ことばの誕生——うぶ声から五才まで』日本放送出版協会.

Kalandadze, T., Norbury, C., Nærland, T., & Næss, K. -A. B. (2018). Figurative language comprehension in individuals with autism spectrum disorder: A meta-analytic review. *Autism*, 22(2), 99-117.

神尾陽子（2004）「自閉症の対人認知研究の動向」『精神医学』46(9), 912-923.

小泉保（編）（2001）『入門　語用論研究——理論と応用』研究社.

Mundy. P, Sigman, M., & Kasari, C. (1994). The theory of mind and joint-attention in autism. In S. Baron-Cohen, H. Tager-Flusberg, & D. Cohen (Eds.), *Understanding other minds: Perspectives from autism* (pp. 181-203). Oxford University Press.

大井学（2004）「高機能広汎性発達障害をもつ人のコミュニケーション支援——語用障害とその補償」『障害者問題研究』32(2), 110-118.

大井学（2006）「高機能広汎性発達障害にともなう語用障害——特徴、背景、支援」『コミュニケーション障害学』23(2), 87 104.

Prizant, B. M. & Wetherby, A. M. (1985). Intentional communicative behavior of children with autism: Theoretical and practical issues. *Australian Journal of Human Communication Disorders*, 13(2), 21-59.

Reindal, L., Nærland, T., Weidle, B., Lydersen, S., Andreassen, O. A., & Sund, A. M. (2023). Structural and pragmatic language impairments in children evaluated for Autism Spectrum Disorder (ASD). *Journal of Autism and Developmental Disorders*, 53(2), 701-719.

Rundblad, G. & Annaz, D. (2010). The atypical development of metaphor and metonymy comprehension in children with autism. *Autism*, 14(1), 29-46.

正保勇（1981）「コソアの体系」『日本語教育指導参考書 8　日本語の指示詞』51-122, 国立国語研究所.

Snow, C. (1999). Social perspectives on the emergence of language. In B. MacWhinney (Ed.), *The emergence of language* (pp. 257-276). Lawrence Erlbaum Associates.

杉山登志郎（2004）「コミュニケーション障害としての自閉症」高木隆郎・P. ハウリン・E. フォンボン（編）『自閉症と発達障害研究の進歩』8（pp. 7-23). 星和書房.

高橋和子（2005）「高機能広汎性発達障害児集団でのコミュニケーション・ソーシャルスキル支援の試み——語用論的視点からのアプローチ」『教育心理学年報』44, 147-155.

田窪行則（1990）「談話管理の理論——対話における聞き手の知識領域の役割」

『言語』19(4), 52-58.

Trevarthen, C. & Hubley, P. (1978). Secondary intersubjectivity: Confidence, confiding and acts of meaning in the first year. In A. Lock, (Ed.), *Action, gesture and symbol: The emergence of language* (pp. 183-229). Academic Press.

Werner, H. & Kaplan, B. (1963). *Symbol formation: An organismic-developmental approach to language and the expression of thought.* John Wiley & Sons.

Wetherby, A. M. & Prutting, C. A. (1984). Profiles of communicative and cognitive - social abilities in Autistic children. *Journal of Speech and Hearing Research*, 27(3), 364-377.

Willcox, A. & Mogford-Bevan, K. (2000). Applying the principles of conversational analysis in the assessment and treatment of a child with pragmatic difficulties. In N. Müller, (Ed.), *Pragmatics in speech and language pathology: Studies in clinical applications* (pp. 125-138). John Benjamin Publishing Company.

コラム②

明地洋典（2019）「多様な認知行動特性の意義──片桐論文・米田論文へのコメント」『心理学評論』62(1), 51-65.

Chawarska, K., Macari, S., & Shic, F. (2012). Context modulates attention to social scenes in toddlers with autism. *Journal of Child Psychol Psychiatry*, 53(8), 903-913.

Frazier, T. W., Strauss, M., Klingemier, E. W., Zetzer, E. E., Hardan, A. Y., Eng, C., & Youngstrom, E. A. (2017). A meta-analysis of gaze differences to social and nonsocial information between individuals with and without autism. *Journal of the American Academy of Child & Adolescent Psychiatry*, 56, 546-555.

Frith, U. (2003). *Autism: Explaining the enigma.* Oxford: Wiley-Blackwell.（フリス, U. 富田真紀・清水康夫（訳）(2005)『自閉症の謎を解き明かす』東京書籍）.

萩原拓（2014）「特別支援教育的見方から──支援方法について」『心理学ワールド』67, 13-16.

Klin, A., Jones, W., Schultz, R., Volkmar, F., & Cohen, D. (2002). Defining and quantifying the social phenotype in autism. *American Journal of Psychiatry*, 159, 895-908.

Speer, L. L., Cook, A. E., McMahon, W. M., & Clark, E. (2007). Face processing in children with autism: Effects of stimulus contents and type. *Autism*,

11, 265-277.

Tassini, S. C., Melo, M. C., Bueno, O. F., & de Mello, C. B. (2022). Weak central coherence in adults with ASD: Evidence from eye-tracking and thematic content analysis of social scenes. *Applied Neuropsychology: Adult*, 1-12.

第3章

Abramson, l. Y., Seligman, M. E. P., & Teasdale, L. D. (1978). Learned helplessness in humans: Critique and reformulation. *Journal of Abnormal Psychology*, 87(1), 49-74.

Barrilleaux, K. & Advokat, C. (2009). Attribution and self-evaluation of continuous performance test task performance in medicated and unmedicated adults with ADHD. *Journal of Attention Disorders*. 12(4), 291-298.

Dupaul, G. J., Anastopoulos, A. D., Kwasnik, D., Barkley, M. B., & McMurray, R. A. (1996). Methylphenidate effects on children with attention deficit hyperactivity disorder: Self-report of symptoms, side-effects and self-esteem. *Journal of Attention Disorders*, 1, 3 15.

榎戸芙佐子（1999）「注意欠陥多動性障害（ADHD）の臨床的研究 I ——臨床症状と長期経過における適応性」『児童青年精神医学とその近接領域』40(4), 369-385.

Hoza, B., Pelham, W. E., Milich, R., Pillow, D., & McBride, K. (1993). The self-perceptions and attributions of attention deficit hyperactivity disordered and nonreferred boys. *Journal of Abnormal Child Psychology*, 21(3), 271-286.

Hoza, B., Waschbusch, D. A., Pelham, W. E., Kipp, H., & Owens, J. S. (2001). Academic task persistence of normally achieving ADHD and control boys: Performance, self-evaluations, and attributions. *Journal of Consulting and Clinical Psychology*, 69(2), 271-283.

Hoza, B., Waschbusch, D. A., Pelham, W. E., Molina, B. S. G., & Milich, R. (2000). Attention-deficit/hyperactivity disordered and control boys' responses to social success and failure. *Child Development*, 71(2), 432-446.

Johnston, C. & Lee, C. M. (2005). Children's attributions for their own versus others' behavior: Influence of actor versus observer differences. *Journal of Applied Developmental Psychology*, 26(3), 314-328.

Kaider, I., Wiener, J., & Tannock, R. (2003). The attributions of children with attention-deficit/hyperactivity disorder for their problem behaviors. *Journal of Attention Disorders*, 6(3), 99-109.

McQuade, J. D., Hoza, B., Murray-Close, D., Waschbusch, D. A., & Owens, J. S.

(2011). Changes in self-perceptions in children with ADHD: A longitudinal study of depressive symptoms and attributional style. *Behavior Therapy*, 42(2), 170-182.

Milich, R. (1994). The response of children with ADHD to failure: If at first you don't succeed, do you try, try, again? *School Psychology Review*, 23(1), 11-28.

Milich, R. & Okazaki, M. (1991). An examination of learned helplessness among attention-deficit hyperactivity disordered boys. *Journal of Abnormal Child Psychology*, 19(5), 607-623.

中山奈央・田中真理 (2008)「注意欠陥／多動性障害児の自己評価と自尊感情に関する調査研究」『特殊教育学研究』46(2), 103-113.

Niederhofer, H. (2008). Attributions for school success and failure by adolescent students with and without attention deficit hyperactivity disorder. *Psychological Reports*, 102(2), 616-620.

Niederhofer, H. (2010). Attribution of reasons for school success and failure by adolescent students with attention deficit hyperactivity disorder who respond to methylphenidate therapy. *Acta Neuropsychologica*, 8(4), 360-364.

Ohan, J. L. & Johnston, C. (1999). Attributions in adolescents medicated for attention-deficit/hyperactivity disorder. *Journal of Attention Disorders*, 3(1), 49-60.

Pelham, W. E., Hoza, B., Pillow, D. R., Gnagy, E. M., Kipp, H. L., Greiner, A. R., Waschbusch, D. A., Trane, S. T., Greenhouse, J., Wolfson, L., & Fitzpatrick, E. (2002). Effects of methylphenidate and expectancy on children with ADHD: Behavior, academic performance, and attributions in a summer treatment program and regular classroom settings. *Journal of Consulting and Clinical Psychology*, 70(2), 320-335.

Pelham, W. E., Waschbusch, D. A., Hoza, B., Pillow, D. R., & Gnagy, E. M. (2001). Effects of methylphenidate and expectancy on performance, self-evaluations,persistence, and attributions on a social task in boys with ADHD. *Experimental and Clinical Psychopharmacology*, 9(4), 425-437.

Reid, M. K. & Borkowski, J. G. (1987). Causal attributions of hyperactive children: Implications for teaching strategies and self-control. *Journal of Educational Psychology*, 79(3), 296-307.

Rucklidge, J. J. (1997). Attributional styles and psychopathology in women identified in adulthood with attention-deficit/hyperactivity disorder. Published doctoral dissertation. University of Calgary.

Rucklidge, J. J. (1999). Attributional styles and psychopathology in women identified in adulthood with attention-deficit/ hyperactivity disorder. Dissertation Abstracts International: Section B: *The Sciences and Engineering*, 59(12-B), 6495.

Rucklidge, J. J., Brown, D., Craword S., & Kaplan, B. (2007). Attributional styles and psychosocial functioning of adults with ADHD: Practice issues and gender differences. *Journal of Attention Disorders,* 10(3), 288-298.

斉藤万比古・原田謙（1999）「反抗挑戦性障害」『精神科治療学』14, 153-159.

桜井茂男（1989）「児童の絶望感と原因帰属との関係」『心理学研究』60, 304-311.

佐藤正恵・赤坂映美（2008）「ADHD児の自尊感情とそれに影響を及ぼす要因について」『LD研究』17(2), 141-151.

田中真理（2013）「注意欠陥／多動性障害児・者における原因帰属に関する研究動向」『教育心理学研究』61(2), 193-205.

Varma, A. & Wiener, J. (2020). Perceptions of ADHD symptoms in adolescents with attention-deficit/hyperactivity disorder: Attributions and stigma. *Canadian Journal of School Psychology,* 35(4), 252-265.

Wiener, J., Malone, M., Varma, A., Markel, C., Biondic, D., Tannock, R., & Humphries, T. (2012). Children's perceptions of their ADHD symptoms: Positive illusions, attributions, and stigma. *Canadian Journal of School Psychology*, 27(3), 217-242.

第4章

廣澤満之（2016）「青年期の発達障害者を対象とした心理臨床グループにおける相互性の体験の意義」『白梅学園大学・短期大学紀要』52, 21-36.

岩本友規（2018）「発達障害のある人の「自分の見つけ方」「自分の育て方」をどのように支えるか」『明星大学発達支援研究センター紀要　MISSION』3, 16-22

岩下陽平・菊池哲平（2010）「発達障害児における障害告知とカミングアウトの実態調査」『熊本大学教育学部紀要　人文科学』59, 69-76.

上瀬由美子（1992）「自己認識欲求の構造と機能に関する研究――女子青年を対象として」『心理学研究』63, 30-37.

上瀬由美子（1996）『自己認識欲求モデルとその実証的研究』（博士論文）日本女子大学.

上手由香（2013）「思春期における発達障害への理解と支援」『安田女子大学紀要』41, 93-101.

片岡美華・榮田莉子（2023）「発達障害のある中学生へのセルフアドボカシー教育プログラムの成果と課題」『鹿児島大学教育学部研究紀要　教育科学編』74, 29-43.

向後礼子（2014）「発達障がいのある人の学校から就労への移行支援並びに就労後の職場適応支援の課題」『日本労働研究雑誌』56(5), 76-84.

三浦伽奈子・滝吉美知香（2016）「発達障害児の肯定的自己理解とその母親の障害受容を促すソーシャルサポート」『岩手大学教育学部附属教育実践総合センター研究紀要』15, 301-316.

西村優紀美（2010）「発達障害大学生支援におけるナラティブ・アセスメント」『学園の臨床研究』9, 21-29.

野村香代・別府哲（2005）「高機能自閉症児における自己概念の発達」『日本特殊教育学会　第43回大会発表論文集』406.

小笠原哲史・村山光子（2017）「大学における発達障害学生の就労支援に関する課題と今後の展開」『明星大学発達支援研究センター紀要　MISSION』2, 53-68.

齊藤万比古（2009）『発達障害が引き起こす二次障害へのケアとサポート』学習研究社.

齊藤真拓・山下博樹（2020）「発達障害の当事者による症状分析と自己肯定感の形成に関する研究」『地域学論集』17(1), 73-87.

佐藤正恵・赤坂映美（2008）「ADHD児の自尊感情とそれに影響を及ぼす要因について」『LD研究』17(2), 141-151.

篠田晴男・中莖里実・篠田直子・高橋知音（2017）「大学生の発達障害関連支援ニーズと修学上の移行スキル支援」『立正大学心理学研究所紀要』15, 7-17.

滝吉美知香・田中真理（2011）「思春期・青年期の広汎性発達障害者における自己理解」『発達心理学研究』22(3), 215-227.

田中真理・廣澤満之・滝吉美知香・山崎透（2006）「軽度発達障害児における自己意識の発達——自己への疑問と障害告知の観点から」『東北大学大学院教育学研究科研究年報』54(2), 431-443.

田中富子（2015）「保護者の障害理解と障害説明の関連——保護者が捉えた発達障害児の自己への疑問調査から」『佛教大学大学院紀要　社会福祉学研究科篇』43, 39-50.

氏家享子（2018）「発達障害児本人への診断名告知について考える——様々な疾病・障害も含む診断名告知に関する研究動向から」『東北福祉大学研究紀要』42, 95-110.

コラム④
一瀬早百合（2012）『障害のある乳幼児と母親たち——その変容プロセス』生活書院.

第 5 章

Baron-Cohen, S. (1991). Do people with autism understand what causes emotion? *Child Development*, 62(2), 385-395.

バロン＝コーエン, S. 長野敬・長畑正道・今野義孝（訳）(2002)『自閉症とマインド・ブラインドネス』青土社. (Baron-Cohen, S. (1995). *Mindblindness: An essay on autism and theory of mind*. The MIT Press).

Baron-Cohen, S., Richler, J., Bisarya, D., Gurunathan, N., & Wheelwright, S. (2003).The systemizing quotient: An investigation of adults with Asperger syndrome or high-functioning autism, and normal sex differences. *Philosophical Transactions of the Royal Society B*, 358, 361-374.

バトソン, C. ダニエル　菊池章夫・二宮克美（訳）(2012)『利他性の人間学――実験社会心理学からの回答』新曜社. (Batson, C. D. (2011). *Altruism in Humans*. Oxford University Press.).

Bird, G., Silani, G., Brindley, R., White, S., Frith, U., & Singer, T. (2010). Empathic brain responses in insula are modulated by levels of alexithymia but not autism. *Brain*, 133(5), 1515-1525.

Bird, G. & Viding, E. (2014).The self to other model of empathy: Providing a new framework for understanding empathy impairments in psychopathy, autism, and alexithymia. *Neuroscience and Biobehavioral Review*, 47, 520-532.

Chan, M. M. Y. & Han, Y. M. Y. (2020). Differential mirror neuron system (MNS) activation during action observation with and without social-emotional components in autism: A meta-analysis of neuroimaging studies. *Molecular Autism*, 11(1), 72.

デイヴィス, マーク・H. 菊池章夫（訳）(1999)『共感の社会心理学――人間関係の基礎』川島書店. (Davis, Mark H. (1994). *Empathy: A social psychological approach*. Westview Press.)

Dawson, G., Rogers, S., Munson, J., Smith, M., Winter, J., Greenson, J., Donaldson, A., & Varley, J. (2010).Randomized, controlled trials of an intervention for toddlers with autism: The early start Denver model. *Pediatrics*, 125(1), e17-e23.

Golan, O. & Baron-Cohen, S. (2006). Systemizing empathy: Teaching adults with Asperger syndrome or high-functioning autism to recognize complex emotions using interactive multimedia. *Development and Psychopathology*, 18(2), 591-617.

Goods, K. S., Ishijima, E., Chang, Y-C., & Kasari, C. (2012). Preschool based JASPER intervention in minimally verbal children with autism: Pilot

RCT. *Journal of Autism and Developmental Disorders, 43*(5), 1050-1056.

Happé, F. (1995). The role of age and verbal ability in the theory of mind task performance of subjects with autism. *Child Development, 66*(3), 843-855.

Harmsen, I. E. (2019). Empathy in autism spectrum disorder. *Journal of Autism and Developmental Disorders, 49*(10), 3939-3955.

Holopainen, A., de Veld, D. M. J., Hoddenbach, E., & Begeer, S. (2019). Does theory of mind training enhance empathy in autism? *Journal of Autism and Developmental Disorders, 49*(10), 3965-3972.

菊池哲平 (2009)『自閉症児における自己と他者、そして情動——対人関係性の視点から探る』ナカニシヤ出版.

Komeda, H., Kosaka, H., Saito, D. N., Mano, Y., Jung, M., Fujii, T., Yanaka, H. T., Munesue, T., Ishitobi, M., Sato, M., & Okazawa, H. (2015). Autistic empathy toward autistic others. *Social Cognitive and Affective Neuroscience, 10*(2), 145-152.

Lamm, C., Bukowski, H. & Silani, G. (2016). From shared to distinct self-other representations in empathy: Evidence from neurotypical function and socio-cognitive disorders. *Philosophical Transactions B, 371*, 20150083.

Laugeson, E. A., Gantman, A., Kapp, S. K., Orenski, K., & Ellingsen, R. (2015). A randomized controlled trial to improve social skills in young adults with autism spectrum disorder: The UCLA PEERS® program. *Journal of Autism and Developmental Disorders, 45*(12), 3978-3989.

Mahy, C. E. V., Moses, L. J. & Pfeifer, J. H. (2014). How and where: Theory-of-mind in the brain. *Developmental Cognitive Neuroscience, 9*, 68-81.

松﨑泰・川住隆一・田中真理 (2016)「思春期・青年期の自閉スペクトラム症者における共感の特性——自己注視的・他者注視的認知過程に焦点を当てて」『発達心理学研究』27(1), 1-9.

McVey, A. J., Dolan, B. K., Willar, K. S., Pleiss, S., Karst, J. S., Casnar, C. L., Caiozzo, C., Vogt, E. M., Gordon, N. S., & Van Hecke, A. V. (2016). A replication and extension of the PEERS® for young adults social skills intervention: Examining effects on social skills and social anxiety in young adults with autism spectrum disorder. *Journal of Autism and Developmental Disorders, 46*(12), 3739-3754.

Mezza, M., Pino, M. C., Mariano, M., Tempesta, D., Ferrara, M., De Berardis, D., Masedu, F., & Valenti, M. (2014). Affective and cognitive empathy in adolescents with autism spectrum disorder. *Frontiers in Human Neuroscience, 8*, 791.

Moriwaki, A., Ito, R., & Fujino, H. (2011). Characteristics of empathy for friendship in children with high-functioning autism spectrum disorders.

The Japanese Journal of Special Education, 48(6), 593-604.

Paz, L. V., Viola, T. W., Milanesi, B. B., Sulzbach, J. H., Mestriner, R. G., Wieck, A., & Xavier, L. L. (2022). Contagious depression: automatic mimicry and the mirror neuron system: A review. *Neuroscience and Biobehavioral Reviews*, 134, 104509.

Premack, D. & Woodruff, G. (1978). Does the chimpanzee have a theory of mind? *The Behavioral and Brain Sciences*, 1(4), 515-526.

澤田瑞也（1992）『共感の心理学——そのメカニズムと発達』世界思想社.

Song, Y., Nie, T., Shi, W., Zhao, X., & Yang, Y. (2019). Empathy impairment in individuals with autism spectrum conditions from a multidimensional perspective: a meta-analysis. *Frontiers in Psychology*, 10, 1902.

Strayer, J. (1993). Children's concordant emotions and cognitions in response to observed emotions. *Child Development*, 64(1), 188-201.

Tsujimoto, M., Saito, T., Matsuzaki, Y., Kojima, R., & Kawashima, R. (2022). Common and distinct neural basis of multiple positive emotion regulation strategies: A functional magnetic resonance imaging study. *NeuroImage*, 257, 15, 119334.

Vaish, A., Carpenter, M., & Tomasello, M. (2009). Sympathy through affective perspective taking and its relation to prosocial behavior in toddlers. *Developmental Psychology*, 45(2), 534-543.

de Vignemont, F. & Singer, T. (2006).The empathic brain: how, when and why? *TRENDS in Cognitive Sciences*, 10(10), 435-441.

Wagner, D. D., Haxby, J. V., & Heatherton, T. F. (2012). The representation of self and person knowledge in the medial prefrontal cortex. *WIREs Cognitive Science*, 3(4), 451-470.

Weiss, J. A., Thomson, K., Riosa, P. B., Albaum, C., Chan, V., Maughan, A., Tablon, P., & Black, K. (2018). A randomized waitlist-controlled trial of cognitive behavior therapy to improve emotion regulation in children with autism. *Journal of Child Psychology and Psychiatry*, 59(11), 1180-1191.

Wimmer, H. & Perner, J. (1983). Beliefs about beliefs: Representation and constraining function of wrong beliefs in young children's understanding of deception. *Cognition*, 13(1), 103-128.

Yirmiya, N., Sigman, M. D., Kasari, C., & Mundy, P. (1992). Empathy and cognition in high-functioning children with autism. *Child Development*, 63(1), 150-160.

第6章

Arnett, J. J. (2000). Emerging adulthood: A theory of development from the late teens through the twenties. *American Psychologist*, 55(5), 469–480.

Bruggink, A., Huisman, S., Vuijk, R., Kraaij, V., & Garnefski, N. (2016). Cognitive emotion regulation, anxiety and depression in adults with autism spectrum disorder. *Research in Autism Spectrum Disorders*, 22, 34–44.

Fathi-Ashtiani, A., Ejei, J., Khodapanahi, M. K., & Tarkhorani, H. (2007). Relationship between self-concept, self-esteem, anxiety, depression and academic achievement in adolescents. *Journal of Applied Sciences*, 7(7), 995–1000.

Gervais, M. & Wilson, D. S. (2005). The evolution and function of laughter and humor: A synthetic approach. *The Quaterly Review of Biology*, 80(4), 395–430.

Gotham, K., Bishop, S. L., Brunwasser, S., & Lord, C. (2014). Rumination and perceived impairment associated with depressive symptoms in a verbal adolescent-adult ASD sample. *Autism Research*, 7(3), 381–391.

葉山大地・櫻井茂男 (2010)「友人関係初期における冗談関係の認知の役割」『筑波大学心理学研究』40, 35–41.

伊藤大幸 (2009)「感情現象としてのユーモアの生起過程――統合的モデルの提案」『心理学評論』52(4), 469–487.

伊藤正哉・小玉正博 (2006)「大学生の主体的な自己形成を支える自己感情の検討――本来感、自尊感情ならびにその随伴性に注目して」『教育心理学研究』54(2), 222–232.

Mandy, W., Chilvers, R., Chowdhury, U., Salter, G., Seigal, A., & Skuse, D. (2012). Sex differences in autism spectrum disorder: Evidence from a large sample of children and adolescents. *Journal of Autism and Developmental Disorders*, 42(7), 1304–1313.

Martin, R. A. (2007). *The psychology of humor: An integrative approach.* Elsevier Academic Press.

McCauley, J. B., Harris, M. A., Zajic, M. C., Swain-Lerro, L. E., Oswald, T., McIntyre, N., Trzesniewski, K., Mundy, P., & Solomon, M. (2019). Self-esteem, internalizing symptoms, and theory of mind in youth with autism spectrum disorder. *Journal of Clinical Child & Adolescent Psychology*, 48(3), 400–411.

McGraw, A. P. & Warren, C. (2010). Benign violations: Making immoral behavior funny. *Psychological Science*, 21(8), 1141–1149.

Nagase, K. (2022). Relationship between autistic traits and emotion regulation using humor in the general population. *HUMOR: International Journal of Humor Research*, 35(2), 189-211.

永瀬開・田中真理（2015a）「自閉症スペクトラム障害者におけるユーモア体験の認知処理に関する検討——構造的不適合の評価と刺激の精緻化に焦点をあてて」『発達心理学研究』26(1), 35-45.

永瀬開・田中真理（2015b）「自閉症スペクトラム障害者におけるユーモア体験の認知処理特性——分かりやすさの認知と刺激の精緻化の影響」『発達心理学研究』26(2), 123-134.

永瀬開・田中真理・川住隆一（2015）「自閉症スペクトラム障害者のユーモア体験に関する研究動向——ユーモア体験を喚起させる認知処理過程の視点から」『東北大学大学院教育学研究科研究年報』63(2), 167-181.

Nomura, R. & Maruno, S. (2011). Constructing a coactivation model for explaining humor elicitation. *Psychology*, 2(5), 477-485.

Pearson, A., Ropar, D., & de C. Hamilton, A.F. (2013). A review of visual perspective taking in autism spectrum disorder. *Front Hum Neurosci*, 7, 652.

Rawlings, D. (2013). Humor preference and the Autism Quotient in an undergraduate sample. *HUMOR. International Journal of Humor Research*, 26(3), 411-421.

榊原良太（2015）「認知的感情制御方略の使用傾向及び精神的健康との関連——日本語版 Cognitive Emotion Regulation Questionnaire（CERQ）の作成及びネガティブ感情強度への着目を通して」『感情心理学研究』23(1), 46-58.

Samson, A. C., Huber, O., & Ruch, W. (2013). Seven decades after Hans Asperger's observations: A comprehensive study of humor in individuals with autism spectrum disorders. *HUMOR: International Journal of Humor Research*, 26(3), 441-460.

Silva, C., Da Fonseca, D., Esteves, F., Deruelle, C. (2017). Seeing the funny side of things: Humour processing in autism spectrum disorders. *Research in Autism Spectrum Disorders*, 43-44, 8-17.

Stieger, S., Formann, A. K., & Burger, C. (2011). Humor styles and their relationship to explicit and implicit self-esteem. *Personality and Individual Differences*, 50(5), 747-750.

砂川芽吹（2016）「自閉症スペクトラム障害の女性の診断をめぐる心理過程」『心理臨床学研究』34(1), 15-26.

高野慶輔・丹野義彦（2009）「抑うつと私的自己意識の2側面に関する縦断的研究」『パーソナリティ研究』17(3), 261-269.

Tanaka, M., Wada, M., Kojima, M., & Nakayama, N. (2005). A study of Japanese version of the scale for the self-cognition in childhood and early adolescence. *Annual Reports of the Graduate School of Education, Tohoku University*, 54(1), 315-337.

鵜子修司・成瀬翔（2021）「無害な逸脱理論を再考する」『笑い学研究』28, 17-44.

脇浜幸則・田中真理（2023）「自閉スペクトラム症者支援としての『ユーモア』と『ツッコミ』の有用性——ユーモアを導入している支援者へのインタビューを通して」『九州大学心理学研究』24, 41-52.

Weiss, E. M., Gschaidbauer, B. C., Samson, A. C., Steinbäcker, K., Fink, A., & Papousek, I. (2013). From Ice Age to Madagascar: Appreciation of slapstick humor in children with Asperger's syndrome. *HUMOR: International Journal of Humor Research*, 26(3), 423-440.

Williams, Z. J., McKenney, E. E., & Gotham, K. O. (2021). Investigating the structure of trait rumination in autistic adults: A network analysis. *Autism*, 25(7), 2048-2063.

Yue, X. D., Liu, K. W. T., Jiang, F., & Hiranandani, N. A. (2014). Humor styles, self-esteem, and subjective happiness. *Psychological Reports*, 115(2), 517-525.

コラム⑥

Leader, G., Grennan, S., Chen, J. L., & Mannion, A. (2018). An investigation of gelotophobia in individuals with a diagnosis of high-functioning autism spectrum disorder. *Journal of Autism and Developmental Disorders*, 48(12), 4155-4166.

Ruch, W., Beermann, U. & Proyer, R. (2009). Investigating the humor of gelotophobes: Does feeling ridiculous equal being humorless? *HUMOR: International Journal of Humor Research*, 22(1-2), 111-143.

Ruch, W., Hofmann, J., & Platt, T. (2015). Individual differences in gelotophobia and responses to laughter-eliciting emotions. *Personality and Individual Differences*, 72, 117-121.

Samson, A. C., Huber, O., & Ruch, W. (2011). Teasing, ridiculing and the relation to the fear of being laughed at in individuals with Asperger's syndrome. *Journal of Autism and Developmental Disorders*, 41(4), 475-483.

Titze, M. (1996). The Pinocchio Complex: Overcoming the fear of laughter. *Humor and Health Journal*, 5, 1-11.

第7章

American Psychiatric Association. (2013). *Desk reference to the diagnostic criteria from DSM-5.* American Psychiatric Association.

Anthony, L. G., Kenworthy, L., Yerys, B. E., Jankowski, K. F., James, J. D., Harms, M. B., Martin, A., & Wallace, G. L. (2013). Interests in high-functioning autism are more intense, interfering, and idiosyncratic than those in neurotypical development. *Development and Psychopathology,* 25(3), 643-652.

Bauminger, N., Shulman, C., & Agam, G. (2004). The link between perceptions of self and of social relationships in high-functioning children with autism. *Journal of Developmental and Physical Disabilities,* 16(2), 193-214.

Capps, L., Sigman, M., & Yirmiya, N. (1995). Self-competence and emotional understanding in high-functioning children with autism. *Development and psychopathology,* 7(1), 137-149.

遠藤由美 (1999)「自尊感情」中島義明・安藤清志ほか (編著)『心理学辞典』343-344, 有斐閣．

文山知紗 (2020)「発達障害に関する描画研究の概観――風景構成法に焦点をあてて」『京都大学大学院教育学研究科紀要』66, 193-204．

Goddard, L., O'Dowda, H., & Pring, L. (2017). Knowing me, knowing you: Self defining memories in adolescents with and without an autism spectrum disorder. *Research in Autism Spectrum Disorders,* 37, 31-40.

Harter, S. (1985). *Self-perception profile for children.* University of Denver.

稲垣綾子 (2022)「自閉スペクトラム症における児童青年期のアイデンティティ発達とそれを支える関係システム」『質的心理学研究』21(1), 129-149．

古長治基 (2020)「青年期以降の自閉スペクトラム症者における関心スタイルの特徴」『リハビリテイション心理学研究』46(1), 1-11．

古長治基・下池洸史朗・古賀聡・遠矢浩一 (2018)「ASD 者の強みを活かしたグループセラピーの展開の工夫――『クライエント企画』を通して他者意識を形成した男子高校生の事例」『九州大学総合臨床心理研究』9, 91-101．

小島道生・納富恵子 (2013)「高機能広汎性発達障害児の自尊感情，自己評価，ソーシャルサポートに関する研究――通常学級に在籍する小学 4 年生から 6 年生の男児について」『LD 研究』33, 324-334．

内藤美加 (2017)「記憶の発達と"心的タイムトラベル"――自閉スペクトラム症と定型発達の比較」『臨床精神病理』38(2), 220-226．

Neisser, U. (1988). Five kinds of self-knowledge. *Philosophical Psychology,* 1(1), 35-59.

Ogawa S. & Kojima M. (2020). Trends and issues in the self-esteem of individuals with autism spectrum disorder. *Journal of Special Education*

Research, 8(2), 63-77.

岡潔・小野二朗（2010）「高機能広汎性発達障害児の自己評価と自己認識に関する研究——SPPC による自己評定と半構造化面接を通して」『自閉症スペクトラム研究』8, 39-48.

大石千歳（2010）「アイデンティティの表現方法としての写真投影法」『東京女子体育大学東京女子体育短期大学紀要』45, 131-141.

塩本毅明（2011）「自閉症の中学生男子に対する描画を用いた訪問面接——より確かな『自分の感覚』から『共有空間の拡がり』へ」『心理臨床学研究』29, 465-475.

杉山登志郎（1994）「自閉症に見られる特異な記憶想起現象——自閉症の time slip 現象」『精神神経学雑誌』96, 281-297.

田島賢侍・奥住秀之（2014）「障害・疾病・不登校などのある児・者を対象にした自尊感情・自己肯定感の文献検討」『東京学芸大学紀要』65(2), 283-302.

滝吉美知香（2014）「自閉症スペクトラム障害者の自己に関する研究の動向——特集：自閉症スペクトラムの人の『自己理解』を育てる」『AspHeart』13(1), 32-39.

滝吉美知香（2022）「発達障害がある子の自己理解を育む——かかわり手も自分と向き合う」『発達教育』41(1), 4-11.

滝吉美知香・田中真理（2011）「思春期・青年期の広汎性発達障害における自己理解」『発達心理学研究』22(3), 215-227.

田澤実（2010）「写真投影法を用いた自己理解教育の試み——最終学年の福祉系専門学校生を対象にして」『法政大学情報メディア教育研究センター研究報告』23, 119-126.

Turner-Brown, L. M., Lam, K. S. L., Holtzclaw, T. N., Dichter, G. S., & Bodfish, J. W. (2011). Phenomenology and measurement of circumscribed interests in autism spectrum disorders. *Autism*, 15(4), 437-456.

Vickerstaff, S., Heriot, S., Wong, M., Lopes, A., & Dossetor, D. (2007). Intellectual ability, self-perceived social competence, and depressive symptomatology in children with high-functioning autistic spectrum disorders. *Journal of Autism and Developmental Disorders*, 37(9), 1647-1664.

Winter-Messiers, M. A. (2007). From tarantulas to toilet brushes: Understanding the special interest areas of children and youth with Asperger syndrome. *Remedial and Special Education*, 28(3), 140-152.

山内直美・納富恵子・木谷秀勝・吉田敬子（2003）「高機能広汎性発達障害児の自己評価に関する研究」『児童青年精神医学会第回大会発表論文集』219.

第 8 章

American Psychiatric Association (2013). *Diagnostic and statistical manual of mental disorders* (5th ed.). American Psychiatric Publishing.

Bargiela, S., Steward, R., & Mandy, W. (2016). The experiences of late-diagnosed women with autism spectrum conditions: An investigation of the female autism phenotype, *Journal of Autism and Developmental Disorders, 46*, 3281–3294.

Cooper, K., Smith, L. G. E., & Russell, A. (2017). Social identity, self-esteem, and mental health in autism. *European Journal of Social Psychology, 47*(7), 844–854.

出水友理亜・石丸径一郎 (2021)「自閉スペクトラム症の女性が行うカモフラージュ行動の傾向と動機に関する研究の現状と課題」『お茶の水女子大学心理臨床相談センター紀要』23, 37-44.

Dunn, D. S. & Andrews, E. E. (2015). Person-first and identity-first language: Developing psychologists' cultural competence using disability language. *American Psychologist, 70*(3), 255–264.

Erikson, E. H. (1959). *Identity and the life cycle.* (Psychological Issues, 1(1), Monograph 1). International Universities Press. (エリクソン, E. H. 小此木啓吾 (訳編) (1973)『自我同一性——アイデンティティとライフサイクル』誠信書房.)

保坂亨・岡村達也 (1986)「キャンパス・エンカウンター・グループの発達的・治療的意義の検討」『心理臨床学研究』4(1), 15-26.

Hull, L., Mandy, W., Lai, M. -C., Baron-Cohen, S., Allison, C., Smith, P., & Petrides, K. V. (2019). Development and validation of the Camouflaging Autistic Traits Questionnaire (CAT-Q). *Journal of Autism and Developmental Disorders, 49*(3), 819–833.

Hull, L., Petrides, K. V., Allison, C., Smith, P., Baron-Cohen, S., Lai, M.-C., & Mandy, W. (2017). "Putting on my best normal": Social camouflaging in adults with autism spectrum conditions. *Journal of Autism and Developmental Disorders, 47*(8), 2519–2534.

Jarrett, H. (2014). *An exploration of identity formation in autistic adolescents, its relationship with psychological wellbeing, and the role of mainstream education provision in the identity formation process.* The University of Exeter as a thesis for the degree of Doctor of Educational, Child and Community Psychology.

Kidney, C. A. (2015). *Rethinking autism, communication, and community involvement: Exploring Involvement in online communities, communication preference, autistic identity, and self-determination.*

Portland State University, ProQuest Dissertations Publishing, 3687876.

古長治基（2020）「青年期以降の自閉スペクトラム症者における『強み』理解の特徴」『特殊教育学研究』57(4-5), 207-218.

小松貴弘・麻生健二・梶谷美智子・佐藤みつよ・長友真実・中原幸一郎・森みどり・山本理科（2002）「ソーシャルアイデンティティに関する研究」鑪幹八郎・岡本祐子・宮下一博（編著）『アイデンティティ研究の展望Ⅵ』259-277. ナカニシヤ出版

駒沢あさみ・石村郁夫（2016）「強みと心理的ウェルビーイングとの関連の検討」『東京成徳大学大学院心理学研究科臨床心理学研究』16, 173-180.

Komeda, H., Kosaka, H., Sito, D. N., Mano, Y., Jung, M., Fujii, T., Yanaka, H. T., Munesue, T., Ishitobi, M., Sato, M., & Okazawa, H. (2015). Autstic empathy toward autistic others. *SCAN*, 10(2), 145-152.

熊谷晋一郎（2014）「当事者研究に関する理論構築と自閉症スペクトラム障害研究への適用」東京大学博士論文.

Lai, M.-C. & Baron-Cohen, S. (2015). Identifying the lost generation of adults with autism spectrum conditions. *The Lancet Psychiatry*, 2(11), 1013-1027.

Leach, C. W., van Zomeren, M., Zabel, S., Vliek, M. L. W., Pennekamp, S. F., Doosje, B., & Ouwerkerk, J.W. (2008). Group-Level self-definition and self-investment: A hierarchical (multicomponent) model of in-group identification. *Journal of Personality and Social Psychology*, 95(1), 144-165.

松村暢隆（2016）「アメリカの2E教育の新たな枠組──隠された才能・障害ニーズの識別と支援」『関西大学文學論集』66(3), 143-171.

松村暢隆（2018）「発達多様性に応じるアメリカの2E教育──ギフテッド（才能児）の発達障害と超活動性」『関西大学文學論集』68(3), 1-30.

McDonald, T. A. M. (2016). *Identity as a mediator between stigma and stereotype threat on postsecondary outcomes for adults on the autism spectrum*. Available from ProQuest Dissertation & These Global. (1781235653).

文部科学省（2013）教育振興基本計画＞第2期教育振興基本計画.〔https://www.mext.go.jp/a_menu/keikaku/detail/1336379.htm〕

Settles, I. H. (2004). When multiple identities interfere: The role of identity centrality. *Personality and Social Psychology Bulletin*, 30(4), 487-500.

杉村和美（1998）「青年期におけるアイデンティティの形成─関係性の観点からのとらえ直し」『発達心理学研究』9(1), 45-55.

砂川芽吹（2017）「成人期に自閉症スペクトラム障害の診断を受けた男性当事者が経験する困難と対処の過程」『自閉症スペクトラム研究』14(2), 59-67.

Tajfel, H. (1978). Social categorization, social identity and social comparison. In H. Tajfel (Ed.), *Differentiation between social groups: Studies in the social psychology of intergroup relations* (pp. 61-76). Academic Press.

滝吉美知香・田中真理 (2011)「思春期・青年期の広汎性発達障害における自己理解」『発達心理学研究』22(3), 215-227.

Tierney, S., Burns, J. & Kilbey, E. (2016). Looking behind the mask: Social coping strategies of girls on the autistic spectrum. *Research in Autism Spectrum Disorders, 23,* 73-83.

Yuki, M. (2003). Intergroup comparison versus intragroup relationships: A cross-cultural examination of social identity theory in North American and East Asian cultural contexts. *Social Psychology Quarterly,* 66(2), 166-183.

コラム⑧

Dunn, D. S. & Andrews, E. E. (2015). Person-First and Identity-First language: Developing psychologists' cultural competence using disability language. *American Psychologist,* 70(3), 255-264.

Jaarsma, P. & Welin, S. (2011). Autism as a natural human variation: Reflections on the claims of the neurodiversity movement. *Health Care Analysis,* 20(1), 20-30.

Kenny, L., Hattersley, C., Molins, B., Buckley, C., Povey, C. & Pellicano, E. (2015). Which terms should be used to describe autism? Perspectives from the UK autism community. *Autism,* 20(4), 1-21.

第9章

Baron-Cohen, S., Leslie, A. M., & Frith, U. (1986). Mechanical, behavioural and intentional understanding of picture stories in autistic children. *British Journal of Developmental Psychology,* 4(2), 113-125.

Bruner, J. S. & Feldman, C. (1993). Theories of mind and the problem of autism. In S. Baron-Cohen, H. Tager-Flusberg, & D. Cohen (Eds.), *Understanding other minds: Perspectives from autism* (pp. 267-291). Oxford University Press.

Capps, L., Losh, M., & Thurber, C. (2000). "The frog ate a bug and made his mouth sad": Narrative competence in children with autism. *Journal of Abnormal Child Psychology,* 28(2), 193-204.

Cervantes, C. & Callanan, A. M. (1998). Labels and explanations in mother-child emotion talk: Age and gender differentiation. *Developmental Psychology,* 34(1), 88-98.

Crane, L. & Goddard, L. (2008). Episodic and semantic autobiographical memory in adults with autism spectrum disorders. *Journal of Autism and Developmental Disorders*, 38(3), 498-506.

榎本博明（2002）『「自己」の心理学——自分探しへの誘い』サイエンス社.

Fivush, R. (1991). The social construction of personal narratives. *Merrill-Palmer Quarterly*, 37(1), 59-82.

Fivush, R. (1994). Constructing narrative, emotion, and self in parent-child conversations about the past. In U. Neisser & R. Fivush (Eds.), *The remembering self: Construction and accuracy in the self-narrative* (pp. 136-157). Cambridge University Press.

Fivush, R., Gray, J. T., & Fromhoff, F. A. (1987). Two-year-olds talk about the past. *Cognitive Development*, 2(4), 393-409.

Fivush, R., Marin, K., Crawford, M., Reynolds, M., & Brewin, C. R. (2007). Children's narratives and well-being. *Cognition and Emotion*, 21, 1414-1434.

Furrow, D., Moore, C., Davidge, J., & Chiasson, L. (1992). Mental terms in mothers' and children's speech: Similarities and relationships. *Journal of Child Language*, 19(13), 617-631.

岩田純一（2001）『〈わたし〉の発達——乳幼児が語る〈わたし〉の世界』ミネルヴァ書房.

Labov, W. & Waletzky, J. (1967). Narrative analysis: Oral version of personal experience. In J. Helm (Ed.), *Essays on the verbal and visual arts* (pp. 12-44). University of Washington Press.

李熙馥・田中真理（2011a）「自閉性スペクトラム障害者におけるナラティブ研究の動向と意義」『特殊教育学研究』49(4), 377-387.

李熙馥・田中真理（2011b）「自閉症スペクトラム障害児におけるフィクショナルナラティブの特性と発達——ある出来事をどのようにとらえるのか」『東北大学大学院教育学研究科研究年報』60(1), 345-361.

李熙馥・田中真理（2013）「自閉症スペクトラム障害児におけるナラティブの特性——フィクショナルナラティブの構成と行為の側面に焦点を当てて」『発達心理学研究』24(4), 527-538.

Lee, H. & Hongo, K. (2016). Narrative co-construction about mental state in adult-child with autism spectrum disorder. 31th International Congress of Psychology, Poster presentation, Yokohama, JAPAN.

Losh, M. & Capps, L. (2003). Narrative ability in high-functioning children with autism or Asperger's syndrome. *Journal of Autism and Developmental Disorders*, 33(3), 239-251.

能智正博（2006）『〈語り〉と出会う——質的研究の新たな展開に向けて』ミネ

ルヴァ書房.

Reese, E., Haden, C. A., Baker-Ward, L. B., Bauer, P., Fivush, R., & Ornstein, P. A. (2011). Coherence of personal narratives across the lifespan: A multidimensional model and coding method. *Journal of Cognition and Development*, 12(4), 424-462.

Tager-Flusberg, H. (1995). 'Once upon a ribbit': Stories narrated by autistic children. *British Journal of Developmental Psychology*, 13(1), 45-59.

コラム⑨

Mitchell, C., Reese, E., Salmon, K., & Jose, P. (2020). Narrative coherence, psychopathology, and wellbeing: Concurrent and longitudinal findings in a mid-adolescent sample. *Journal of Adolescence*, 79, 16-25.

Reese, E., Myftari, E., McAnally, H. M., Chen, Y., Neha, T., Wang, Q., Jack, F., & Robertson, S. (2017). Telling the tale and living well: Adolescent narrative identity, personality traits, and well-being across cultures. *Child Development*, 88(2), 612-628.

Vanderveren, E., Bljttebier, P., & Hermans, D. (2019). Autobiographical memory coherence and specificity: Examining their reciprocal relation and their associations with internalizing symptoms and rumination. *Behaviour Research and Therapy*, 116, 30-35.

Waters, T. E. A. & Fivush, R. (2015). Relations between narrative coherence, identity, and psychological well-being in emerging adulthood. *Journal of Personality*, 83(4), 441-451.

第 10 章

本田真大・新井邦二郎・石隈利紀（2010）「援助要請スキル尺度の作成」『学校心理学研究』10(1), 33-40.

今西満子（2017）「発達障害通級指導教室で児童の自尊感情を高める支援——自己肯定感を高めるための自己理解学習」『LD 研究』26(3), 310-314.

兼松博之（2023）「知的障がい者家族が社会的ケアを受け入れる困難性——短期入所利用をめぐる母親の思いに焦点を当てて」『人間福祉学会誌』22(2), 27-34.

片岡美華（2013）「海外での思春期発達障害者支援の先進的な取り組み——セルフ・アドボカシー・スキルを中心に」小島道生・田中真理・井澤信三・田中敦士（編著）『思春期・青年期の発達障害者が「自分らしく生きる」ための支援』金子書房.

片岡美華（2022）「発達障害のある人の『セルフアドボカシー』」『LD, ADHD & ASD』20(1), 10-13.

片岡美華・小島道生（編著）（2017）『事例で学ぶ 発達障害者のセルフアドボカシー──合理的配慮の時代をたくましく生きるための理論と実践』金子書房.

片岡美華・榮田莉子（2023）「発達障害のある中学生へのセルフアドボカシー教育プログラムの成果と課題」『鹿児島大学教育学部研究紀要. 教育科学編』74, 29-43.

片岡美華・玉村公二彦（2009）「高等教育における発達障害学生への導入・初年次教育──LD・ADHD に特化したランドマーク・カレッジの場合」『奈良教育大学紀要 人文・社会科学』58(1), 57-67.

木谷秀勝（2016）「青年期の高機能 ASD への支援──「自己理解」を中心に」『児童青年精神医学とその近接領域』57(4), 523-527.

木谷秀勝・中島俊思・田中尚樹・坂本佳織・宇野千咲香・長岡里帆（2016）「青年期の自閉症スペクトラム障害を対象とした集中型『自己理解』プログラム」『教育実践総合センター研究紀要』41, 63-70.

内閣府（編）（2020）『令和 2 年版 障害者白書（全体版)』.

奈須正裕（1989）「Weiner の達成動機づけに関する帰属理論についての研究」『教育心理学研究』37(1), 84-95.

Nelson-L. G., S. (1981). Help-seeking: An understudied problem-solving skill in children. *Developmental Review*, 1(3), 224-246.

日本学生支援機構（2019）『合理的配慮ハンドブック──障害のある学生を支援する教職員のために』ジアース教育新社.

日戸由刈（2014）「青年期の自閉症スペクトラムの人たちへの発達支援──心理面接のあり方を中心に」『こころの科学』174, 57-62.

大島郁葉・鈴木香苗（2019）『事例でわかる 思春期・おとなの自閉スペクトラム症──当事者・家族の自己理解ガイド』金剛出版.

高橋智・増渕美穂（2008）「アスペルガー症候群・高機能自閉症における「感覚過敏・鈍麻」の実態と支援に関する研究──本人へのニーズ調査から」『東京学芸大学紀要 総合教育科学系』59, 287-310.

滝吉美知香・田中真理（2009）「ある青年期アスペルガー障害者における自己理解の変容──自己理解質問および心理劇的ロールプレイをとおして」『特殊教育学研究』46(5), 279-290.

立岩真也・寺本晃久（1998）「知的障害者の当事者活動の成立と展開」『信州大学医療技術短期大学部紀要』23, 91-106.

Weiner, B. (1980). A cognitive (attribution)-emotion-action model of motivated behavior: An analysis of judgments of help-giving. *Journal of Personality and Social Psychology*, 39(2), 186-200.

Weiner, B. (2006). *Social motivation, justice, and the moral emotions: An attributional approach*. Lawrence Erlbaum Associates.

吉田ゆり・田中真理（2022）「ADHD 学生の休学が原因帰属・自己効力感の変化に及ぼす影響――修業困難に対する原因帰属スタイル・自己効力感を修正する休学中の過ごし方の検討」『日本特殊教育学会大会発表論文集（CD-ROM）』60, ROMBUNNO, 13-10.

コラム⑩
片岡美華・小島道生（編著）（2017）『事例で学ぶ 発達障害者のセルフアドボカシー――合理的配慮の時代をたくましく生きるための理論と実践』金子書房.

終章
浅間耕一・濱田由己・山本利和（2021）「学部での『交流及び共同学習』の効果測定――知的障害児と健常児の対人魅力と体育技能に着目した検討」『特殊教育学研究』59, 83-94.

小島恵（2000）「発達障害児・者における集団随伴性による仲間同士の相互交渉促進に関する研究の動向」『特殊教育学研究』38, 79-84.

楠見友輔（2017）「知的障害児との交流の質を規定する条件――交流経験の語りの質的分析」『特殊教育学研究』55, 189-199.

文部科学省（2018）「学校における交流及び共同学習の推進について――『心のバリアフリー』の実現に向けて」心のバリアフリー学習推進会議.

Petrina, N., Carter, M., & Stephenson, J. (2014). The nature of friendship in children with autism spectrum disorders: A systematic review. *Research in Autism Spectrum Disorders*, 8, 111-126.

高原朝子（編著）（2012）『発達障害児の生涯支援――社会への架け橋「心理劇」』九州大学出版会.

滝吉美知香・田中真理（2010）「自己理解の視点から見た広汎性発達障害者の集団療法に関する先行研究の動向と課題」『東北大学大学院教育学研究科研究年報』58, 189-212.

滝吉美知香・田中真理（2011）「発達障害者とともに生きる『ナチュラルサポーター』の育成をめざして――思春期・青年期の定型発達者における発達障害および自己に対する理解の変化」『東北大学大学院教育学研究科研究年報』59, 167-192.

滝吉美知香・田中真理（2021）「典型発達者における自閉スペクトラム症理解と自己肯定意識との関連――自閉スペクトラム症者とのグループワーク実践をとおした変容」『発達心理学研究』32, 24-36.

田名部沙織・細谷一博（2017）「障害理解教育の変遷と今後の展望――実践を中心とした今後の展望」『北海道大学紀要　教育科学編』67(2), 93-104.

田中真理（2010）「心理臨床現場での支援の実際――自己理解と他者理解」別府

哲・小島道生（編）『「自尊心」を大切にした高機能自閉症の理解と支援』
　　有斐閣, 237-261.

台利夫（2003）『新訂　ロールプレイング』日本文化科学社.

涌井恵（2013）「学習障害等のある子どもを含むグループにおける共同学習に関
　　する研究動向と今後の課題——通常の学級における研究・実践を中心に」
　　『特殊教育学研究』51, 381-390.

おわりに

　本書の執筆者は、それぞれの支援の現場で発達障害児者と日々関わっている臨床家でもあり、また各章のテーマで各自の博士学位論文をまとめた研究者でもある。主にこのメンバーで立ち上げた発達障害児のグループは、当初小学校低学年だった子どもたちが、現在30歳前後となる。発達相談の部屋をめがけて「せんせーーい！！」と言いながら廊下を走って近づき、両手を広げて待っている私の胸をめがけてドンと抱きついてきていた子どもは、今や、私が見上げるほどの身長となった。このグループのテーマがまさに、「自己理解」であった。

　自身の診断名もよく理解していなかった児童期初期から、診断名が自分についていること、それが自分の特性の一部であることを自覚し始め、なぜ特別支援学校に自分が通っているのか、なぜこのようなグループに参加してきたのかに疑問を持ち始め、このグループメンバーの診断名を知りたがって「君も自閉症？」とメンバーに質問して回ったり……。その都度、グループのスタッフは、メンバーの「自己」の発達をどう支えていけばよいのか、それぞれの領域での研究知見も参照しながら臨床活動を展開してきた。今年で、このグループも23年目を迎える。本書はこのような経緯を背景として、出会ってきた事例をふまえている。これまで、このグループに参加し、私たちの研究へのご理解とご協力を頂いてきたメンバーとそのご家族へ感謝の意をここに記したい。

　本文のなかには、発達障害児者と関わっている関わり手のことを「支援者」と表現してしまっている。しかし、ここで強調したいのは、支援する─されるの関係は決して一方向で固定的なものではないということである。人は自己を理解しているその深さでしか他者を理解できない、またその逆も然りである。ならば、支援者が発達障害児の自己理解を支援しようとするとき、同時に支援者自身の自己理解も揺らぐ。このことは、多くの支援

者が経験しているであろう。つまり、関わっている発達障害児者によって、支援者の自己理解が促されるのである。この意味で、支援者は支援される存在となっている。このように支援する─される関係は実は双方向的である。このことを「支援者」が自覚するところから、発達障害のある人の自己理解を真に支援することが始まると思う。

　私自身は、修士論文のときから障害児の自己研究に関心を持ってきた。そして、これと関連するテーマをいただき、「教育と医学」（慶應義塾大学出版会）に初めて執筆の機会を得たのが1998年のことであり、そのときに出会ったのが同社編集1課の西岡利延子さんであった。西岡さんとは、以来、原稿を通じていくつものやりとりをさせていただいた。私自身が納得の行かないまま提出した部分には、その私の迷いを感知されたのか、「？？？」という赤の書き込みが戻されてきた。一方、文献を読み尽くし自分自身も満足して書き上げたと思える部分には、二重丸がついて返送されてきたこともあった。このように研究者としての自己理解を外からの目で支え続けてくだったのが西岡さんである。

　そして、上述しているグループでの臨床実践と自己研究のテーマをまとめることの意味を、「自己理解と他者理解から、当事者はどう変遷していくのか、それを知ることが、支援に必要である。それを伝える本を」と提案してくださった。早速、章立てを送ったところ、とても厳しいコメントが返ってきたのである。自身の力量不足を露呈する恥ずかしさでここに紹介することは憚られるほどの辛口のコメントであった。しかし、その長いコメントの最後に、「豊富な引き出しと熱意がある先生方ですので、うまく世に伝わるものになるように練り上げていただければと思います」とあった。

　そして、この言葉が、西岡さんからいただいた最後の言葉となった。

　本書を西岡さんにも読んでいただきたかった。そして感想をお聞きしたかった。西岡さんは、私の研究者および実践者としての「自己」の発達を私が書いた文章を通して、20年ほどにわたってモニタリングしてくださった存在であった。永眠された西岡さんに、感謝とともに本書を捧げたいと思う。

上記のその一文に支えられて章構成も大幅に見直し、あれから 3 年の時間を要したが本書は出版されることとなった。その編集過程では、奥田詠二さんに多大なご尽力をいただき、タイトル、章の構成、コラムの意義を丁寧にご説明いただき、そのプロセスのどの 1 つなくしても本書の出版の実現に欠かすことはできないものばかりである。深く感謝する次第である。

　2024 年 3 月　　　　　　　　　　　　　　　　　　　　　田中真理

執筆者紹介

【編著者】
田中真理（たなか・まり）　第3章、コラム③
九州大学基幹教育院教授

滝吉美知香（たきよし・みちか）　第7章、コラム⑦、終章
岩手大学教育学部准教授

【著者】
横田晋務（よこた・すすむ）　第1章、コラム①
東北大学大学院教育学研究科准教授

伊藤恵子（いとう・けいこ）　第2章、コラム②
十文字学園女子大学名誉教授

廣澤満之（ひろさわ・みつゆき）　第4章、コラム④
白梅学園大学子ども学部准教授

松﨑　泰（まつざき・ゆたか）　第5章、コラム⑤
東北大学加齢医学研究所助教

永瀬　開（ながせ・かい）　第6章、コラム⑥
山口県立大学社会福祉学部准教授

上田綾香（うえだ・あやか）　第8章、コラム⑧
九州大学大学院人間環境学府博士課程

李　熙馥（い・ひぼく）　第9章、コラム⑨
国立特別支援教育総合研究所特任研究員

吉田ゆり（よしだ・ゆり）　第10章、コラム⑩
九州大学基幹教育院教授

索引

数字・アルファベット

2E（twice exceptional）　123
Identity-first language　125
Person-first language　125
SPPC（Self-Perception Profile for Children）　101-102

あ

アイデンティティ　59, 61, 85, 111, 115-125, 177, 179
欺さ　3, 8-15, 17
応答的反応　69, 72-76, 78

か

外的所属　104
関わり手　19, 29, 97, 103, 105, 107-109, 170, 176
学習性無力感　39, 45-46
拡張的自己　105
聞き手　7, 22-24, 27, 63, 138, 140-142, 170, 173
共感　69, 72-73, 75-80, 115-116, 118, 141, 172, 176
共同構成　138-140, 175
共同注意　6-7, 29
興味関心の限局　106
結束性　142
原因帰属　35, 39-49, 65, 149, 153, 166
肯定的錯覚バイアス　42-43
行動スタイル　106
合理的配慮　83, 143, 146-147, 149, 151-154

心の理論　7-8, 11, 14, 16, 74-75, 110, 161-162
語用論　19, 22-23, 26-30, 163

さ

字義拘泥　26
自己概念明確感　51, 56, 58-59, 63
自己支援的ユーモア　81, 87-89, 91-94, 171
自己情報収集行動　58, 63
自己統制感　41, 44-45, 48
自己認識　35, 42-43, 45, 51, 55-58, 61-63, 170
自己認識欲求　51, 55-58, 61-63
自己認知　86
自己評価　37, 40, 42-45, 48, 56, 61-62, 102, 121, 124, 167
自己理解　52, 57, 62-64, 81, 85-86, 97, 100, 103-109, 120, 129, 138, 141, 143, 146-149, 151-154, 157, 176, 179
指示詞　19, 22-25, 28
自尊感情　43-44, 85-88, 97, 100-103, 110, 120, 172
実行機能　9, 12-16
自分自身への疑問　55, 60-61
自閉症スペクトラム指数（AQ）　27
自閉スペクトラム症　3, 19, 69, 81, 94, 97, 111, 129, 143, 157
社会的カモフラージュ　121-122
社会的認知　6-7, 9, 16
障害学生支援　146, 149, 153
情動伝染　73
情報の統合　27

自立活動　132, 138-140
心情推測の手がかり　30
診断告知　51, 61, 115
心理教育　35, 41, 45-46, 151-153
心理的な幸福感（well-being）　142
正の抑うつ的帰属スタイル　39, 46
セルフアドボカシー　143, 146, 150-
　156, 179
セルフアドボカシー教育　156
セルフアドボカシースキル　146,
　152-153, 156
セルフスティグマ　121
組織化　134-137, 139

た

対人志向性　28-29, 164
他者との関係性　102, 106, 108, 115-
　116, 179
他者評価　42-43
ツッコミ　84, 90, 92-94
強み　111, 118-121, 123-124, 152

な

ナラティブ　60, 129, 134-142, 175
二次障害　35, 40-43, 45-46, 52, 59, 63,
　117, 167, 172
日常のなかの支援　30
認知的柔軟性　12-16
ネガティブ情報回避欲求　51, 56-57,
　61, 169

は

破局的思考　92
反芻　85-86
反応抑制　4, 12-14, 16
非字義的発話　26
不適合の評価　87-88, 91, 171
負の抑うつ的帰属スタイル　39-41,

45-46
振り返り　58-59, 129, 133-134, 139-
　140, 142, 152, 164, 166
ポジティブ感情　76

ま

マイノリティ・モデル　125
ミラー・ニューロン・システム　73
無害性の評価　87-88, 91

や

ユーモア　81, 85-94, 171-172

ら

利己的な移行　77, 79
類似性　76-77, 79, 117, 178

わ

ワーキングメモリ　4, 12-15
笑われ恐怖　94

発達障害と出会うとき
──事例と研究知見から考える自己理解と支援

2024年4月25日　初版第1刷発行

編著者─────田中真理・滝吉美知香
発行者─────大野友寛
発行所─────慶應義塾大学出版会株式会社
　　　　　　　〒108-8346　東京都港区三田2-19-30
　　　　　　　TEL〔編集部〕03-3451-0931
　　　　　　　　　〔営業部〕03-3451-3584〈ご注文〉
　　　　　　　　　〃　　　　03-3451-6926
　　　　　　　FAX　〔営業部〕03-3451-3122
　　　　　　　振替　00190-8-155497
　　　　　　　https://www.keio-up.co.jp/
カバー・表紙イラスト─滝吉弘道
装　丁─────鈴木　衛
組　版─────株式会社キャップス
印刷・製本───中央精版印刷株式会社
カバー印刷───株式会社太平印刷社

慶應義塾大学出版会

東日本大震災と特別支援教育

共生社会にむけた防災教育

田中真理・川住隆一・菅井裕行 編著

自閉症などの発達障害や、重度・重複障害の子どもたちと保護者の
被災体験は、特別支援教育や防災対策に大きな課題を露呈した。東
日本大震災の被災体験から、インクルーシブな防災教育を提言。

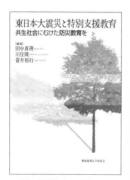

A5判／並製／244頁
ISBN 978-4-7664-2323-5
定価 3,300円(本体 3,000円)
2016年3月刊行

◆主要目次◆

序　章　震災によって浮き彫りになった4つの脆弱性　　田中真理

第一部　震災が「特別支援教育」に問うたもの

第1章　震災によって顕わになった特別支援教育の課題
　　第1節　避難所運営における特別支援学級児童への配慮　菊地秀敏
　　第2節　重い障害をもつ子どもの保護者の調査と手記から　川住隆一
第2章　重度・重複障害児・者の被災と、防災への提言　　菅井裕行
第3章　震災が子どもたちに及ぼした心理的影響　　梅田真理
第4章　環境整備と防災教育への提言　　安田まき子

第二部　震災が「障害」を襲ったとき
　　　　　障害のある子どもたちと家族や教師が直面したこと

第5章　避難所運営を通してみえた学校の役割
　　　　── 特別支援学校教師の立場から　　片岡明恵
第6章　震災に学ぶ今後の危機管理支援　　櫻田　博
第7章　特別支援教育は避難生活の「公平性」とどう向き合ったか
　　第1節　福島県災害対策本部の業務経験から　　佐藤　登
　　第2節　避難所となった特別支援学校の経験から　　佐藤　智
第8章　特別支援教育教師が体験した不均衡なリスク
　　　　──福島の障害者の震災被災と避難の調査から　中村雅彦
第9章　震災を通して「双方向の支援」を考える　　熊本葉一
座談会　「障害」から問う3つの課題
　　　　──共生社会、防災教育、教育復興ニーズ
　　　櫻田　博・野澤令照・熊本葉一・田中真理・菅井裕行・川住隆一